痛风

自我管理

张奉春 ———— 编著

北京协和医院风湿免疫科主任、教授、博士生导师
中国医师协会风湿免疫科医师分会会长

中国轻工业出版社

图书在版编目（CIP）数据

痛风自我管理 / 张奉春编著 . —北京：中国轻工
业出版社，2021.1

ISBN 978-7-5184-3172-4

Ⅰ.①痛…　Ⅱ.①张…　Ⅲ.①痛风－防治　Ⅳ.
①R589.7

中国版本图书馆 CIP 数据核字（2020）第 168195 号

责任编辑：付　佳

策划编辑：翟　燕　付　佳　　责任终审：劳国强　　封面设计：杨　丹

版式设计：悦然文化　　　　　责任校对：晋　洁　　责任监印：张京华

出版发行：中国轻工业出版社（北京东长安街6号，邮编：100740）

印　　刷：北京博海升彩色印刷有限公司

经　　销：各地新华书店

版　　次：2021年1月第1版第1次印刷

开　　本：710×1000　1/16　印张：11.5

字　　数：200千字

书　　号：ISBN 978-7-5184-3172-4　定价：45.00元

邮购电话：010-65241695

发行电话：010-85119835　传真：85113293

网　　址：http://www.chlip.com.cn

Email：club@chlip.com.cn

如发现图书残缺请与我社邮购联系调换

191541S2X101ZBW

患者 A：医生，我没必要住院，这病是去不了根的，你不必给我用药，我就是来检查的。

患者 B：医生，我要出院，我不疼了，已经好了。

患者 C：医生，我知道痛风，我有朋友也是这病，他说疼的时候吃点药就好了，你别再吓唬我了。

相信风湿科大夫都遇到过类似的患者，每当遇到上述情况，我总要让患者坐下，花些时间好好跟他们普及痛风的知识，甚至"恩威并施"，让他们真正认识痛风，并接受它。

我在临床工作数十年，遇到医从性最差的患者差不多就属痛风患者了。随着痛风发病率的升高和年轻化，以及互联网信息的传播，普通大众对痛风已经不再陌生。但为何痛风患者的医从性差，而且老是反复发作呢？

痛风是因为代谢异常，患者通常见于体形偏胖，这类人群往往自制力较差；而急性期发作又有自限性，有时服点止痛药甚至不服药过几天便可缓解，故初患该病的患者并不重视，发作次数多了也就习惯了，而且认为该病并不严重；门诊医师时间紧迫，无法一一详细解释，通常再次复诊的患者较少，痛风急性发作缓解后很少再次就诊进行降尿酸治疗。

为了避免反复发作给患者身体带来的深层次伤害，我编写了本书，告诉痛风患者预防是生活方式管理的核心，其含义不仅仅是预防疾病的发生，还在于逆转或延缓疾病的发展。通过自我监管尿酸值、合理膳食、科学运动、目标管理和合并症特殊管理等五个角度，帮助患者做到避开健康危险因素，将疾病控制在尚未发生之时的一级预防；通过早发现、早诊断、早治疗而防止或减缓疾病发展到二级预防；以及防止伤残，促进功能恢复，提高生存质量，延长寿命，降低病死率的三级预防。

希望每一位痛风患者都能掌握自我管理要领，收获一份健康！

目录
CONTENTS

PART 1   认清痛风，才能更好地进行自我管理

PART 2   轻松自我管控，科学搭配优质饮食

PART 3   开启"战略性休息"行动，降脂排尿酸

PART 4 探寻自我管理方案，
分期阻击痛风

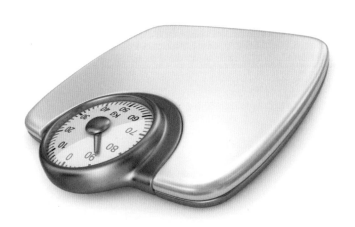

PART 5 　警惕痛风"合伙人"，
科学管理更有效

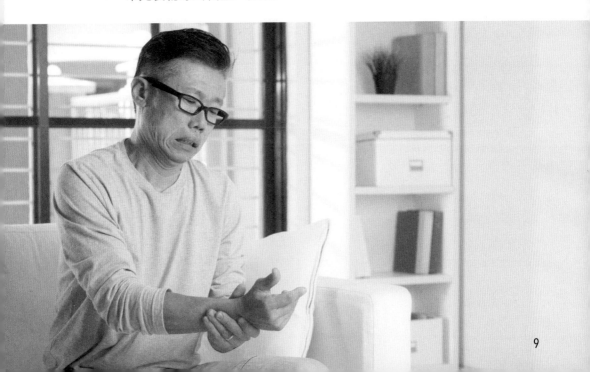

谣言粉碎机

痛风患者一点肉都不能吃

辟谣

很多痛风患者吃肉很少，甚至几乎不吃肉了，整天吃素，这样长期不摄入肉类，营养失衡（肉类富含优质蛋白质，参与人体代谢的各种酶的生成），导致各组织器官功能下降，嘌呤代谢能力也随之下降。这就是为什么有的患者最后连吃青菜都会复发的原因，所以均衡饮食很重要。

痛风可以吃肉，但是量要少，最好是纯瘦肉，切成薄薄的片焯水，除去大部分嘌呤后再烹饪食用，满足身体组织器官需求。

出汗可以大量排尿酸

辟谣

国内外相关资料表明：汗液中尿酸的浓度最高可达35.7微摩／升。假设一些高强度运动，出汗10斤（可能性很小），10斤汗最多可排出尿酸30毫克，正常情况人一天通过尿液排出的尿酸是600毫克，也就是说你玩命运动丢失10斤汗，才能排出一天总尿酸的1/20（30毫克／600毫克）。因此，通过出汗来排泄尿酸是远远不够的，尿酸主要通过肾脏（尿液）和肠道（粪便）排泄。

吃药伤肝肾，能忍着就不吃药

辟谣

许多病友认为药物不良反应大，不愿长期接受药物治疗。任何一种药物都有不良反应，只要应用适当，不良反应还是很小的，长期不接受药物治疗的高血尿酸状态对身体危害更大。

痛风不痛不用管，该吃吃该喝喝

辟谣

不能只关注关节痛，还要关注肾功能。有些患者并没有关节痛，但是肾功能已经不好了，如果发展成尿酸性肾病、尿毒症的话，这个危害比关节痛要厉害多了。所以高尿酸血症患者即便关节不痛，也要做肾功能检测。还要做肾脏B超，看看肾脏形态，有没有尿酸结晶或者肾结石。

尿酸升高就一定是痛风

辟谣

痛风是一种晶体相关性关节病，而持续性尿酸升高一般被称为高尿酸血症，可以没有任何临床表现。因此，痛风与高尿酸血症是两种不同的疾病，高尿酸血症不等于痛风，痛风多由高尿酸引起。

关节疼痛 99.9% 是痛风

辟谣

关节疼痛虽然是痛风最突出、最具特征性的临床表现，但引起关节疼痛的原因众多，痛风仅仅是其中之一。此外，类风湿关节炎、强直性脊柱炎、多肌痛等疾病也可导致关节疼痛。由此可见，关节疼痛不等于痛风。

尿酸升高 + 关节疼痛等于痛风

辟谣

对于一个同时存在尿酸升高和关节疼痛的患者，是否可以诊断为痛风也需要辨证分析。因为这类人群很有可能既患有高尿酸血症，又是某种除痛风外的关节疾病患者。如像上面提到的，高尿酸血症合并类风湿关节炎、高尿酸血症合并强直性脊柱炎等情况。

高尿酸血症与特征性关节疼痛没关系

辟谣

痛风是由于尿酸盐沉积所致的晶体性关节病，高尿酸血症是其发病基础，即在高尿酸血症的基础上，尿酸盐晶体析出沉积才会导致痛风发作。而痛风导致的关节疼痛也具有明显的特征性，如绝大多数发生于下肢关节，95% 以上首发于大脚趾；单一关节发病；凌晨（熟睡中）或晨起时发病，起病迅速；关节疼痛剧烈难忍，犹如刀砍、斧剁、针扎等; 即使不经治疗，3~5 天症状也可缓解，部分患者可自愈。

吃得少就可以控制痛风

辟谣

很多痛风患者都知道暴饮暴食可诱发痛风，因此采取节食的方法预防痛风的发作，这种方法不仅不能预防痛风，还会诱发痛风性关节炎的急性发作。因为当热量摄入不足时，机体只能通过燃烧体内原有的脂肪来获取热量，而这时脂肪代谢所产生的大量酮体容易阻止尿酸从肾小管排泄，从而导致血尿酸水平增高，诱发痛风性关节炎急性发作。

海产品一律禁食

辟谣

海产品包括动物性海产品和植物性海产品。海产品是否适合痛风患者食用，主要决定于其中的嘌呤含量。比如同样是动物性海产品的海蜇和海参，其嘌呤含量分别只有 9.3 毫克 /100 克和 4.2 毫克 /100 克，比青菜的嘌呤含量还要低。所以，这些嘌呤含量低的海产品，痛风患者完全可以吃。还有，海藻属于较低嘌呤食物，且富含膳食纤维，痛风患者适当食用对改善心脑血管疾病也有好处。所以，痛风患者可选择食用嘌呤含量低的海产品。

最好多吃粗粮

辟谣

粗粮富含膳食纤维，而多数痛风患者伴有代谢综合征，适量食用膳食纤维可改善代谢综合征，进而改善痛风患者的整体代谢情况。但是，谷物糙皮中嘌呤含量相对较多，过多食入会引起血尿酸升高。因此痛风患者的主食应以细粮为主，可选择性地摄入嘌呤含量低的粗粮，如小米和玉米等。

缓解期也严格限制嘌呤摄入

辟谣

过于严格控制嘌呤，容易引起"二次痛风"。"二次痛风"是指过于严格控制嘌呤时，造成体内尿酸急剧下降，使得 A 关节壁上的尿酸盐大量被释放到血液中，随血液涌入关节 B 中，引发又一次痛风发作。在痛风缓解期可以少量摄入含嘌呤中等的食物。

PART 1

认清痛风，才能更好地进行自我管理

痛风是尿酸高惹的祸

尿酸从哪来，到哪去

尿酸是人体正常新陈代谢的一种产物，人体内维持一定水平的尿酸水平，有抗氧化的作用，对预防动脉硬化、癌症等能起到积极作用。但是如果它在血液中的浓度过高，就会随血液到处流动，特别是流动到四肢远端的细小血管等处时，很容易形成尿酸盐结晶沉积下来，不仅会引起痛风，还会形成一个个的大包小包，使手脚关节变形。

由于尿酸绝大部分要经过肾脏排泄出体外，所以也很容易在肾脏形成结晶，经钙化后变成结石，就形成了肾结石。这些结石长期存在，又会引起慢性肾炎。与此类似，尿酸可以对全身各个器官造成损害，所以尿酸水平过高的危害是全身性的。

尿酸是如何产生的

尿酸是嘌呤代谢的产物，人体中的嘌呤20%从食物中摄入，其余的由人体自身合成，也就是说人体中的尿酸追根溯源只有20%与吃了什么有关。由于嘌呤是在肝脏中被分解的，所以当尿酸增高时，80%的原因是因为肝脏生成的尿酸过多所致。

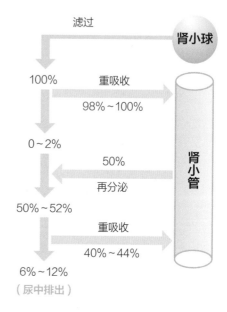

外源性尿酸：由食物中的嘌呤等分解而来的。进食嘌呤含量高的食物，如动物内脏、海鲜、鸡鸭鱼肉、蘑菇、紫菜等，都会使血尿酸浓度升高。此外，饮酒特别是长期饮用啤酒，也是血尿酸增高的原因。

内源性尿酸：人体代谢过程中自行产生的。除了正常细胞衰老分解产生的之外，一些疾病如恶性肿瘤患者，在放疗和化疗的过程中，肿瘤细胞的大量破坏分解，也会导致内源性尿酸水平的急剧上升。大体上而言，2/3以上的血尿酸来自于内源性。

尿酸是如何排泄的

人体内的尿酸是通过肾脏排出，它的排出过程就像通过过滤网过滤，在这个过程中它会被肾脏重新吸收进入血液再排出，如此要反复好几次，所以当肾脏的这种重吸收又排出的功能发生障碍时，尿酸排出减少，就造成了尿酸在血液中的浓度过高，于是高尿酸血症就发生了。

尿酸浓度多高属于不正常

一个健康的成年人体内的尿酸大约为 1200 毫克，每天排泄 500～1000 毫克，新生成 750 毫克左右。正常情况下，人体的血尿酸水平应该保持在以下水平：

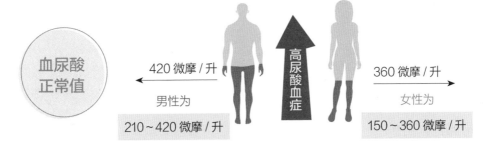

血尿酸正常值

420 微摩/升 ←

高尿酸血症

360 微摩/升 →

男性为

女性为

210～420 微摩/升

150～360 微摩/升

••• 敲黑板
张奉春有话说

如何区别是尿酸生成过多还是排出过少

1. 24 小时尿尿酸定量测定。如果尿尿酸排泄量普通饮食情况下每天少于 800 毫克，或者低嘌呤饮食情况下少于 600 毫克，属于排泄不良；反之为生成过多。

2. 尿酸清除率测定。测定 60 分钟的尿尿酸同时测量血尿酸，然后计算每分钟尿酸排泄与血尿酸的比，在 6.6～12.6 毫升/分为正常，超过 12.6 毫升/分为生成过多。

3. 其他。如尿酸清除率与肌酐清除率的比值，或者测定随意尿液中尿酸与肌酐的比值。>1.0 属于尿酸生成增多。

4. 如果尿酸排出少，要注意是否有肾脏疾病。

正常嘌呤饮食状态下，非同日 2 次空腹血尿酸水平，男性如果高于 420 微摩/升，女性高于 360 微摩/升，即称为高尿酸血症。在 37℃、pH7.4 时，血浆尿酸饱和度（尿酸盐最高溶解度）男性为 380 微摩/升，超过 380 微摩/升则易形成结晶物而沉积在身体的组织中，就可能会导致痛风。痛风急性发作期的血尿酸男性常超过 420 微摩/升（7.0 毫克/分升），缓解期时可恢复正常。

尿酸怎么就高了

随着生活水平的提高，体检查出尿酸高的人数也越来越多。高尿酸血症除了和遗传因素有关，还和不良的饮食生活习惯有关。大量的肉食、酒水、各式的煎炒油炸，嘴巴吃爽了，身体却扛不住了。

引起尿酸高的原因总体来说分为三大方面：

（1）高嘌呤类食物摄入增多、尿酸合成增多、尿酸排泄减少。长期大量食用富含高嘌呤的食物，比如动物内脏、海鲜、酒，容易导致体内尿酸的含量增加。

（2）当合并有某些疾病，比如红细胞增多症、骨髓增生性疾病时，体内核酸代谢会增加，因此容易导致尿酸形成过多。

（3）若患有肾脏疾病，比如肾炎、肾病综合征等，会导致尿酸的排泄减少，因此体内尿酸也会增多。

预防尿酸高的自我管理办法

| 限制嘌呤摄入 | ✕ 动物内脏、骨髓、大部分海鲜、发酵食物
✓ 猪血、鸭血、蔬菜、牛奶、鸡蛋 |

少吃盐	禁酒	多喝水
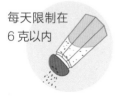每天限制在6克以内	酒的主要成分是乙醇，乙醇可使体内乳酸增加，而乳酸抑制肾小管对尿酸的排泄，阻碍嘌呤分解，直接导致血尿酸浓度升高	

保持理想体重	坚持锻炼
体重指数（BMI）$=\dfrac{体重（千克）}{身高的平方（米^2）}$ 控制在18.5~24 腰围（女性）<85厘米　腰围（男性）<90厘米	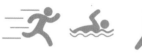跑步　游泳　太极拳　广播体操 保持每周4次以上，每次30分钟以上的有氧运动

持续高尿酸，不治行不行

多数高尿酸血症患者身上并未有明显症状，有些甚至不会出现症状。临床数据显示，在高尿酸血症患者中有 1/10 的人将会发展成为痛风，而尿酸越高，转变为痛风的概率也越大。

尿酸高会"祸害"身体多个脏器

1."祸害"关节——关节疼痛要及时就医

痛风是高尿酸血症的常见并发症，身体内代谢不掉的尿酸会形成尿酸盐结晶体，一旦沉积在关节及其他组织，就会引起关节及其周围组织发生急性炎症，出现受累部位的红、肿、热、痛等症状，称为痛风。

痛风首次发生时往往是急性的关节疼痛，大多数是在夜间或早晨脚拇指（第一跖趾）突然疼痛。在急性期后会出现间歇性发作，若不及时治疗则会导致慢性痛风性关节炎，影响肢体运动。

2.扰乱糖代谢——加重糖尿病及并发症发生

高尿酸血症和 2 型糖尿病这对"难兄难弟"甚是亲密，一组数据显示：在 2 型糖尿病中近 30% 合并有高尿酸血症，而血尿酸每升高 1 毫克 / 分升，糖尿病的风险就升高 6% ~ 27%，因此在高尿酸血症群体中有大量的糖尿病患者。

尤其要提醒的是合并无症状高尿酸血症的糖尿病患者，也就是没有出现痛风、血管病变、肾脏病变等，可以先进行生活方式干预，如果血尿酸水平仍高，则在生活方式干预的基础上使用降尿酸药物治疗，同时定期检测血尿酸指标的变化及治疗反应，观察有效性和安全性，以随时调整治疗方案。

3.伤肾脏——尿毒症发作时间提前

高尿酸血症很"伤肾"，可导致急性尿酸性肾病、慢性尿酸盐肾病以及肾结石，最后引起肾脏功能丧失而发展为终末期肾衰竭。

肾脏作为排泄尿酸最主要的器官，

> **小贴士**
>
> **高尿酸血症≠痛风**
>
> 高尿酸血症患者是痛风"预备军"，但高尿酸血症并不等于痛风。因为不同个体之间存在差异，有部分高尿酸血症患者即使尿酸值异常升高，也不会引起痛风发作和其他症状的出现，这种状态甚至可以终身存在。这就是无症状的高尿酸血症。
>
> 当高尿酸血症患者出现关节炎、痛风石、慢性间质性肾炎和尿酸性尿路结石时，才是真正的痛风。

当其功能减退时，排泄尿酸的功能也随之下降，血中尿酸增高又加重了高尿酸血症，互相伤害并形成恶性循环。

4. 损伤心血管——有些降压药促使尿酸升高

代谢不掉的尿酸在血液中的浓度不断升高，就会慢慢沉积在血管壁上，造成血管内皮损伤。持续的高尿酸会对心脏和血管造成损伤，诱发高血压、冠心病等心血管疾病。

典型案例

老李是一位 50 岁的患者，痛风 10 年，痛风石 8 年，血尿酸维持在 700 微摩 / 升上下；血肌酐升高、慢性肾衰竭、肾性高血压 3 年；2 周前因为高血压导致脑出血，经神经科治疗病情稳定后转入肾内科。

进一步检查发现，其血尿酸 700 微摩 / 升，血肌酐 394 微摩 / 升，估算肾小球滤过率 23.47 毫升 / 分，已经是重度肾衰了。同时还有代谢性酸中毒、高钾血症、肾性贫血、肾性骨病等并发症，而且多发肾结石、肾积水。

更让人想不到的是，这 10 年时间，他只用过 3 个月的小苏打片，用过几天的降尿酸药苯溴马隆，其他时间没有任何治疗行为。他的家人说，别人说降尿酸药会伤肾，就没敢用。

一旦发现尿酸值升高，一定要及时降尿酸。药物对人体的伤害远远低于持续的尿酸高对骨关节和肾脏的侵害。

... 敲黑板
张奉春有话说

要不要进行药物控制，
可根据 4 种症状来判断

1. 经不同时段，反复检测，血尿酸值超过 540 微摩 / 升者。
2. 有心血管疾病或心血管危险因素者，以及代谢性疾病，尿酸值男性 > 420 微摩 / 升，女性 > 360 微摩 / 升者。
3. 血尿酸 420~520 微摩 / 升，无心血管疾病或心血管危险因素，饮食运动控制 6 个月无效者。
4. 经饮食运动控制后，可降低尿酸值，但无法长期坚持或一旦停止常规调控手段后，尿酸值立刻反弹者。

有以上 4 种症状的高尿酸血症患者，必须遵医嘱，定时按量服用药物，以免因尿酸异常引发痛风或其他并发症。

痛风离我还有多远

谁会是痛风的预备军

男性	95% 的患者为男性，女性仅占 5% 左右。男女出现这种差异的原因主要是女性体内的雌激素能促进尿酸排泄，并有抑制关节炎发作的作用；其次是男性较女性参与社会活动多，从而导致饮酒、摄入高嘌呤食物量远远高于女性。
中年	痛风的发病高峰年龄在 40~55 岁，平均年龄为 44.5 岁。据统计，有 60% 以上的患者在这一年龄段初次发病。
肥胖	据国外报道，痛风患者中 60%~70% 是肥胖人群。
有遗传病史	据统计，父母或祖父母患痛风，后代痛风发病率为 50%~60%，而普通人的痛风发病率仅为 0.3%。
喜好高嘌呤饮食者	经常超量摄入富含嘌呤、蛋白质、热能的食品及酗酒的人群，痛风发病率明显增高。 **常见高嘌呤食物有:** 肉馅、肉汤、沙丁鱼、鱼子、动物肝脏、虾子、干贝、大豆、酵母、香菇、紫菜、啤酒等。
血脂异常者	60%~84% 的痛风患者体内甘油三酯增高。
原发性高血压、糖尿病等患者	30% 以上的高血压患者血尿酸会升高，且血压越高、持续时间越长，痛风及高尿酸血症发病率越高。 糖尿病、多发性骨髓瘤、各种原因引起的肝肾功能损害者，这些患者痛风的发病率都明显高于正常人群。

身体出现哪些小信号，可预知尿酸高了

有些人尿酸值偏高时并不会引起任何不适，只有体检或等到痛风发作才知道自己尿酸高。所以被人们忽视的这种"隐匿"杀手，无时无刻不在危害着身体的健康。下面介绍尿酸高时身体可能出现的一些表现。

信号 1
排尿不畅

当体内的尿酸过高时，多余的尿酸会没法正常排出，那么就会沉积在人体的关节处引发痛风。

另外，尿酸还会沉积在肾小管、肾盂与输尿管内，这样就会使人体出现排尿不畅的现象。

信号 2
排尿次数和量异常

当体内的尿酸过高时，肾脏容易沉积尿酸，这样会影响肾脏的排便功能。

若发现每次排尿的量和次数都增多或者减少了，那么有可能是肾功能发生了改变。

信号 3
尿液颜色异常

肾脏健康与否可以通过尿液的颜色进行判断，通常健康人的尿液颜色是清澈透明的。

若发现自己的尿液颜色变成深黄色或者是肉汤色，那么有可能是肾脏受损了，需要及时检查。当然，也需排除脱水或进食"染色功能"的食物。

⋯⋯ 敲黑板
张奉春有话说

尿酸高，切记一定不要憋尿

憋尿，会导致尿酸在泌尿系统内堆积，容易形成结晶石，损害肾脏健康，诱发肾脏病变，增加慢性肾衰竭的风险。

自测：我离痛风有多远

为了能更好地了解自身的健康状态，检验一下自己是否有患痛风的可能，不妨让我们做个测验。在下列叙述中，如果自己符合，就打"√"。

1	直系亲属患有痛风	A.是	B.否	C.不确定	（ ）
2	曾患有肾结石或尿路结石	A.是	B.否	C.不确定	（ ）
3	对外界刺激敏感	A.是	B.否	C.不确定	（ ）
4	体检时发现尿酸值增高	A.是	B.否	C.不确定	（ ）
5	患有高血压	A.是	B.否	C.不确定	（ ）
6	患有糖尿病或者处于高血糖临界值	A.是	B.否	C.不确定	（ ）
7	患有动脉硬化	A.是	B.否	C.不确定	（ ）
8	大脚趾根部肿胀	A.是	B.否	C.不确定	（ ）
9	为中老年男性	A.是	B.否	C.不确定	（ ）
10	身体肥胖	A.是	B.否	C.不确定	（ ）
11	每周都会做几次剧烈运动	A.是	B.否	C.不确定	（ ）
12	不喜欢喝水	A.是	B.否	C.不确定	（ ）
13	非常喜欢喝啤酒	A.是	B.否	C.不确定	（ ）
14	喜欢吃动物内脏	A.是	B.否	C.不确定	（ ）
15	喜欢吃烧烤	A.是	B.否	C.不确定	（ ）
16	喜欢吃鱼子	A.是	B.否	C.不确定	（ ）
17	较鱼类更喜欢吃肉类	A.是	B.否	C.不确定	（ ）
18	不喜欢吃蔬菜	A.是	B.否	C.不确定	（ ）

注：选A为3分，选B为1分，选C为2分。

总分在30分以下的人属较健康的状态，总分在30~44分的人可能已经患有高尿酸血症，总分在45~54分的人可能已经患有痛风。

去医院主要做哪些检查

血尿酸值的测定

血液中绝大部分的尿酸以钠盐的形式存在，体温 37℃、pH7.4 的生理条件下，尿酸盐的溶解度为 64 毫克 / 升左右，另外，还有少量的尿酸盐与血浆蛋白结合（约 4 毫克 / 升），因此，血液中尿酸盐的饱和度约为 70 毫克 / 升。

当男性血尿酸 > 420 微摩 / 升时，则被称为高尿酸血症。当然，这不是说检测一次的血尿酸高了就是高尿酸血症，因为血尿酸受多种因素的影响，所以需要反复测定。

影响血尿酸的因素有：雌激素水平、温度、pH 等。

尿尿酸值的测定

测定血尿酸的同时，尿尿酸的测定也是一项较为重要的指标。

在进行尿尿酸测定时，要低嘌呤饮食 5 天，然后留取 24 小时的尿液：

（1）将第一天早晨 7 点（膀胱排空，留尿，作为起点）到第二天早晨 7 点的尿液全部留下，收集到一个干净容器中。

（2）用量杯计算总尿量。

（3）做尿液的 pH 定性试验。

（4）取 200 毫升左右尿液送至化验室进行尿尿酸的定量检测。

尿尿酸受影响因素较多，现在已不作为必要的检测了。

小贴士

检测血尿酸的注意事项

1　应在清晨空腹状态下抽血送检。严格地说，在抽血的前 3 天即应避免吃高嘌呤饮食，如海鲜、动物内脏，并禁止饮酒；避免剧烈运动，如奔跑、快速爬楼、负重或挑担等，因为剧烈运动可使血尿酸升高。

2　避免可导致尿酸假性增高的药物。暂停应用各种影响肾功能的药物，如水杨酸类药物阿司匹林、利尿剂、氯普噻吨等。

小贴士

检测尿尿酸的注意事项

1　检测前停用影响尿酸排泄的药。

2　留尿前 3 天，避免高嘌呤饮食。

3　留尿前 1 天和当天，避免剧烈运动、大量出汗。

4　留尿当天适量饮水，如果有腹泻、呕吐等情况，不宜检测。

5　如果有发热、尿路感染或其他疾病，要改期检测。

如何自我管理，
不让尿酸"步步高"

每餐吃"饱"吃"好"

　　许多时候，生病的结果看起来很危险，但是，真正危险的不是那个看起来的结果，而是产生这个结果的原因。真正治病是治这个人的饮食结构，治这个人的生活习惯，治这个人的情绪模式，因为这些才是真正的致病因素。

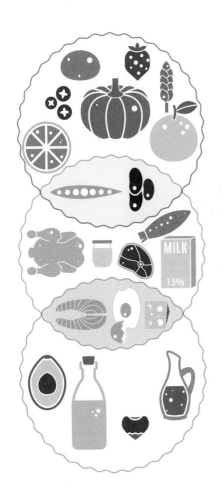

坚持一份营养早餐，击败高尿酸

典型案例

　　张先生，48岁，上海某知名国企员工，工作压力大且日常事务多，双休、节假日经常加班，平时抽烟喝酒。2018年8月26日体检查出甘油三酯过高、总胆固醇偏高、低密度脂蛋白胆固醇偏高，尿酸过高（672微摩/升，正常值208～428微摩/升）。

　　因为工作关系，没法做太多干预，但是张先生有个贤良智慧的夫人，她知道，如果什么也不做，会很可怕。她用了一年的时间为张先生调整饮食，特别是早餐。在没有针对性调养的情况下，张先生于2019年8月30日体检时发现：甘油三酯恢复正常，尿酸大幅下降，低密度脂蛋白胆固醇下降。

科学配餐五原则

一日三餐的科学分配要根据生理状况和工作需要决定。如果按食量分配，每个人一天吃500克主食的话，早、晚应各吃150克、中午200克，即采用3:4:3的三餐分配比例。同时做到"早餐要吃好、午餐要吃饱、晚餐要吃少"。

营养餐处方

以营养早餐举例：鸡蛋（1个）、牛奶或酸奶（200～300毫升），全麦面包片，橄榄油拌的蔬果沙拉。

营养成分解析：里面含有优质蛋白质、脂肪、碳水化合物、维生素、矿物质、膳食纤维和水分，七大营养素均衡而完整，且非常有利于消化吸收。

确保膳食结构合理，各种食物所含营养素种类齐全、数量充足、比例适当，保持营养平衡。三大营养素蛋白质、脂肪、碳水化合物占总热量的百分比应分别是10%～15%、20%～30%、50%～65%

一日三餐的热量比例应与工作强度相匹配，避免早餐过少，晚餐过多。热量分配以早餐占全日总热量的25%～30%、午餐占40%、晚餐占30%～35%较为适宜。

保证富含优质蛋白质和脂肪的食物的供给量。蛋白质除部分由粮食提供外，总量的1/3～1/2必须由大豆及其制品、肉类、蛋类供给。除植物油和食物本身所含的脂肪外，还应搭配部分动物脂肪，即通过适量摄入鱼、肉、蛋、奶类来解决。

主食要做到杂与精、干与稀的平衡；副食调配要做到生热菜搭配、荤素搭配平衡。荤菜方面，既要有四条腿的猪、牛、羊，又要有两条腿的鸡、鸭，还要有鱼。

蔬果的供给量每人每天需500～850克，（其中3/4为蔬菜、1/4为水果）。蔬菜中最好有一半是绿叶菜，品种应多样化，不仅包括根、茎、叶、花、果类，还要搭配豆类蔬菜和藻类。

卸载多余"卡路里"

体脂超标会引起高尿酸血症

体脂超标的人体内往往伴有胰岛素抵抗。胰岛素抵抗可引起高胰岛素血症，进而可诱发低排泄型高尿酸血症。此外，内脏脂肪的堆积也会加重高尿酸血症。因此，肥胖与高尿酸血症之间有着密不可分的关联。

体脂超标，内脏先遭殃

比起看得见的胖，体脂超标却仍然"显瘦"的人更危险，因为隐形肥胖人群更容易忽视脂肪超标引发的危害：

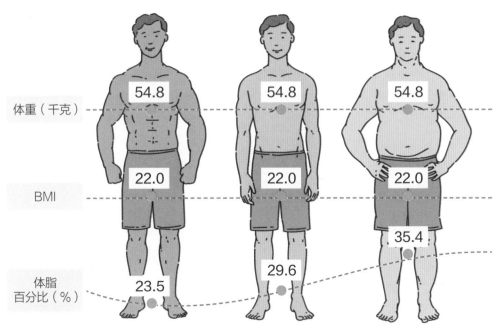

体重（千克）：54.8　54.8　54.8

BMI：22.0　22.0　22.0

体脂百分比（%）：23.5　29.6　35.4

BMI= 体重（千克）÷ [身高（米）]^2

正常成年人的体脂率，男性是17%～23%，女性是20%～27%。同样的体重，体脂率越高，人就显得越臃肿。男性体脂率在25%以上，女性在30%以上，就属于肥胖

脂肪肝——如果脂肪细胞堆积在肝脏，加之饮食上高油高脂，就会形成脂肪肝，进而诱发肝硬化，甚至肝癌。

心脏病——心脏脂肪过多，会使之跳动无力，难以有效带动血液循环，很多因高血压引起的心脏衰竭患者，心脏往往就被大块脂肪包裹着。

糖尿病——脂肪过多堆积在胰腺，可能造成胰岛细胞脂化，引发糖尿病。

肾衰竭——脂肪堆积在肾脏，会影响其净化血液的能力，肾脏需要更卖力地过滤和排出身体废物，最终导致肾衰竭。

呼吸疾病——脂肪堆积在肺部，会压迫肺，导致呼吸急促，造成血流中输氧量不足，进而导致全身乏力、免疫力受损。

另外，受激素影响，男性内脏脂肪更易增加"坏胆固醇"的合成。尤其是有小肚腩的男性，更需要警惕上述疾病。

三招教你减掉多余体脂

追求健康的体脂率，比追求体重数更有意义。研究发现，行为改变或生活方式干预是减肥计划的重要组成部分，也就是说，养成良好的生活习惯，能帮你减少脂肪、增加肌肉，塑造一个"表里如一"的健康好身材。

1. 提高食物的营养密度

营养密度高，即同等重量下，营养丰富、热量更低的食物（粗粮、薯类、蔬菜）。用这些替代米面类主食，能让你在有限的热量份额中摄入更多的营养成分。

2. 改变饮食模式

减肥期间，可改变平时的饮食模式，改用高蛋白膳食替代主食模式（瘦肉、蛋、去皮禽肉、低脂鱼）或轻断食膳食模式。

3. 适当运动，双管齐下

痛风患者只要合理分配体力，既可起到锻炼身体的效果，又能防止过度肥胖和高尿酸血症。所以，饮食一定要配合运动，才能双管齐下，控制体脂的同时把尿酸水平控制在安全范围内。

除了发作期不运动外，缓解期要选择中低强度、有节奏和持续时间长的有氧运动，如散步、快步走、骑自行车、做有氧体操等；运动量最好控制在每天2次，每次30分钟，每周3~5次。

控尿酸
自我管理这样做

运动分段进行更高效

在运动过程中要从小运动量开始，循序渐进，关键在于坚持不懈，同时要注意运动中的休息和水分的补充。如果计划运动1小时，可以在每活动15分钟后停下来休息1次，并补充水分，休息5~10分钟后再活动15~20分钟，如此将1小时分为3个阶段进行，避免运动量过大及时间过长。

正确喝水带走更多尿酸

人体内的尿酸主要通过肾脏排泄，占排泄总量的 2/3，饮水加快尿酸排泄，减轻症状，并且保证肾脏、输尿管得到冲刷，不容易形成结石，保护肾脏。

每天喝多少水

一般每天至少摄入 2000 毫升水，通常一个暖水瓶是 2000 毫升，即喝 1 暖水瓶水。但是需注意以下特殊情况：

（1）气温不同，饮水量不同。夏天出汗多，2000 毫升水肯定不够。人体出入基本平衡，所以可以观察尿量，保证每日尿量大约 2000 毫升。

（2）要分次补水，拒绝暴饮，尤其是心肾功能不全者，暴饮会加重心脏、肾脏负担。

每天喝水最佳时间选择

饮水的最佳时间是两餐之间、晚上和清晨。晚上指晚餐后 45 分钟至睡前这段时间；清晨指起床后至早餐前 30 分钟。

> **•••• 敲黑板**
> **张奉春有话说**
>
> ──────────
> **痛风患者喝白开水、淡茶水比较好**
>
> 平时所说的苏打水、果汁，由于里面可能添加果糖等物质，不仅不利于尿酸的排泄，甚至可能导致尿酸增加。而浓茶水、咖啡会诱发体内交感神经兴奋，可能诱发痛风急性发作。

喝水时间	喝什么	作用
早上 6 点半	白开水	早起一杯水，帮助机体排毒
上午 9~10 点	淡茶水	利尿、排尿酸
上午 11 点	白开水	补充水分，放松心情
下午 1 点	白开水	饭后半小时一杯水，帮助消化
下午 3 点	淡茶水	利尿、排尿酸
下午 5~6 点	白开水	增加饱足感，防止晚饭过量
晚上 7 点	淡茶水	利尿、排尿酸
晚上 9 点	白开水	睡前半杯水，补充夜晚的需要

"性子"慢一点，烦恼少一点

近年来有研究指出，心理应激与高尿酸血症之间具有相关性。

什么是心理应激

心理应激，简单来说就是指心理压力。刺激有各种各样的形式，比如与情绪有关的心理应激刺激（喜、怒、哀、恐）、与环境有关的心理应激刺激（环境改变、噪声等）、与行为有关的心理应激刺激（工作、生活模式）等。

心理应激有急性和慢性之分，急性心理应激一般是指突发事件引起的心理反应，而慢性心理应激是指各种因素导致的长期心理压力。

有研究表明，心理应激可能是通过神经内分泌等机制导致尿酸升高。此外，慢性心理应激还可引起吸烟酗酒、饮食结构不合理及生活作息紊乱等行为，间接地影响血尿酸水平，增加高尿酸血症的患病率。

想"治愈痛风"就得内心强大、坦然面对

增强自我控制力

自我控制力差的人，往往表现为易怒、易喜，性格也较为急躁，这样对身体十分不利，所以在日常生活中遇到烦心事时切忌暴跳如雷，应该先冷静下来，再去想解决的办法。想尽快治愈痛风，首先需要增强患者的自我控制力。

定心安神法

痛风患者在日常生活中切忌大喜大悲，休闲时间可多做些慢节律的运动，例如瑜伽、太极拳等。这些运动有助于帮助痛风患者调节急躁的心情。

语言倾诉法

社会大环境不能改变，只能从自我的内心进行调适，从而获得心理上的安慰。烦恼、苦闷时学会向别人倾诉，将压力释放出来。有一个好的心态，痛风的治疗就会事半功倍。

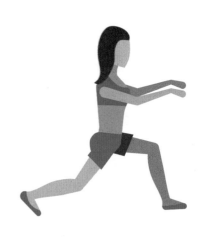

管控好尿酸，
明明白白进行三级预防

谨防危险因素，早控早受益

通过各种预防措施和手段，防止或控制疾病的发生、发展，从而达到提高体质、保持健康的目的。

筛查危险因素，回归健康生活方式

筛查对象是有痛风家族史的直系亲属，体力活动少、嗜酒、营养过剩和肥胖者，以及体检发现尿酸偏高的高尿酸血症患者。

痛风的发生除与遗传、年龄、性别等有关外，还与环境因素密切相关，如饮食习惯、营养状况、工作及生活条件、体力活动、职业等。前者属于不能改变的因素，后者则可以通过个人努力加以调整，即通过改变不良环境因素，减少痛风发生概率。

定期体检，防无症状的高尿酸血症

敲黑板
张奉春有话说

区别痛风和假性痛风

发病人群： 痛风多见于中年男性，女性仅占5%，且主要是绝经后女性；假性痛风则多见于30岁以后，年龄越大患病率越高，没有明确的男女之分。

发病部位： 痛风的发病部位通常由第一跖趾关节开始；假性痛风的发病部位则可以从膝关节、踝关节、掌关节、腕关节、肘关节和肩关节开始；痛风很少侵犯肩、膝、腰椎等关节，而以远端小关节常见。

诊断方法： 痛风的诊断比较简单，通过血尿酸检查数值的高低就能确诊；假性痛风则要通过影像检查，或从关节抽吸积液显微镜下检查后才能确诊。

X光片也有助于诊断，因为焦磷酸钙晶体会阻断X射线而在X光片上显出白色沉淀物轮廓，常见的表现为半月板钙化，而痛风为尿酸盐晶体则无此特征。

早期发现痛风最简单而有效的方法就是检测血尿酸浓度，这对早期发现及早期防治痛风有十分重要的意义，应对以下人员建议进行血尿酸的常规检测：

（1）60岁以上的老年人，无论男女及是否肥胖。

（2）肥胖的中年男性及绝经后的女性。

（3）高血压、动脉硬化、冠心病、脑血管病患者。

（4）糖尿病患者。

（5）原因未明的关节炎，尤其是中老年患者，以单关节炎发作为特征。

（6）肾结石，尤其是多发性肾结石及双侧肾结石患者。

（7）有痛风家族史者。

（8）长期嗜肉类，有饮酒习惯的中老年人。

凡属于以上任何一种情况，均应主动去医院做有关痛风的实验室检查，以便及早发现高尿酸血症与痛风，不要等到出现典型临床症状（如皮下痛风结石）后才去医院。如果首次检查血尿酸正常，也不能轻易排除痛风及高尿酸血症的可能性，以后应定期检查，至少应每年健康体检一次。

得了痛风，早诊早治

已经发生痛风的患者做到早诊断，及时进行全面、系统的治疗，以防止病情加重及发生并发症。

早期诊治，预防并发症

积极防止高尿酸血症所导致的并发症，同时治疗伴发的血脂异常、糖尿病、高血压、冠心病、脑血管病等。

已有血尿酸升高的人，应该积极控制血尿酸，预防痛风发作。

及时用药，防止痛风石

对于关节红肿、疼痛较重的患者，应使用药物治疗，如秋水仙碱或非甾体类抗炎药物，防止病情加重。待主症控制后，再进行适当的体育锻炼，继续坚持采取饮食干预，多饮水，可有效预防痛风性肾结石和皮下痛风石的形成。

控尿酸
自我管理这样做

科学预防，及早关闭痛风之门

1 避免诱因：如避免过度劳累、受凉、精神紧张等。

2 慎用影响尿酸排泄的药物。如阿司匹林合并利尿剂治疗，特别是在血清白蛋白偏低的情况下，会令肾功能和尿酸排泄出现明显下降。如因病情需要，这些药物不能停用时，一定要合理使用，可配合其他药物促进尿酸排泄，如配合丙磺舒或配合中药等以减少药物的不良反应。

3 避免过度出汗、腹泻等造成脱水、血液浓缩而诱发痛风。

4 积极控制血尿酸，避免因高尿酸血症导致肾病、肾结石、痛风石等并发症。睡前或夜间必须喝水，以保证夜间尿酸排泄，防治尿液浓缩形成痛风性肾结石。

长期痛风，防并发症

在血尿酸达标、痛风症状和体征消失后，部分患者会放松警惕，甚至自行停药，最后往往痛风再次席卷而来。建议在血尿酸达标后，应继续使用降尿酸药物，并定期检测血尿酸值，在医生的指导下可尝试减少药量，找到适合自己能维持血尿酸目标值的最小剂量。

做自己血尿酸的主人

自我管理和定期复查是痛风和高尿酸血症规范化治疗的重要环节，了解痛风的相关知识、参与制订综合治疗方案、预防可能出现的药物不良反应等，有利于提高患者治疗的依从性和治疗效果，充分调动患者自我管理疾病的积极性，往往能事半功倍。

定期复查血尿酸和肝肾功能等指标有利于调整药物剂量，防止药物的不良反应。选择适当的尿酸检测仪器以及综合健康管理平台，不仅有助于患者在家自我监测病情，也可在就医时向医生提供更多有助于实际治疗的参考数据。

提防痛风性肾病，坚持自我管控

痛风性肾病是痛风常见的一种并发症，也是痛风常见的死亡原因。尿酸增高是引起痛风性肾病的基础，控制血尿酸是预防尿酸性肾病的前提，故须选择有效的降尿酸药物，使血尿酸维持在正常水平。

痛风性肾病患者应坚持低盐饮食，以降低血压，减轻水肿。如已有肾功能损害，应将蛋白质摄入量控制在每日每千克体重 0.5～0.8 克，同时选用优质蛋白质，如鸡蛋、牛奶等。

降尿酸药的分类

一类是促进尿酸排泄的药物，如苯溴马隆，其主要作用是抑制肾小管对尿酸的重吸收，增加肾小管对尿酸的排泄，服药期间应大量饮水，碱化尿液。

一类是抑制尿酸生成的药物，如别嘌醇。由于该药有发热、胃肠不适、白细胞及血小板减少等不良反应，肝功能、血常规检查时如发现异常，应立即停药。

••• 敲黑板
张奉春有话说

防止肾损害，严格控制血压

高血压会引起或者加重肾损害，而痛风患者多伴有血压增高，故需严格控制血压。可选择的降压药有血管紧张素转化酶抑制剂，如卡托普利，依那普利等；或血管紧张素 II 受体阻滞制，如氯沙坦、伊贝沙坦等。血管紧张素转化酶抑制剂对肾脏有保护作用，可降低肾小球囊内压，减少尿蛋白，防止肾小球基底膜增厚，同时可降低血压。

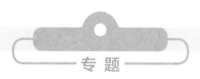

高尿酸血症和痛风治疗的中国专家共识

近年来，高尿酸血症和痛风的发病率及患病率呈逐年上升趋势，患者的自我管理并不理想，继而血尿酸达标率很低。为了促进患者自我管理的改善，现将临床自我管理《2019 中国高尿酸血症与痛风诊疗指南》的 3 个总则和 10 条推荐意见进行梳理，在此分享给大家。

3 个总则

1 建议所有高尿酸血症与痛风患者保持健康的生活方式。主要包括控制体重、限制酒精及高嘌呤、高果糖饮食的摄入。鼓励奶制品、蔬菜的摄入及适量饮水；不推荐也不限制豆制品的摄入。

2 建议所有高尿酸血症与痛风患者知晓并终生关注血尿酸水平的影响因素，始终将血尿酸水平控制在理想范围内。

3 建议所有高尿酸血症与痛风患者都应了解疾病可能出现的危害，并定期筛查与监测靶器官损害和控制相关并发症。

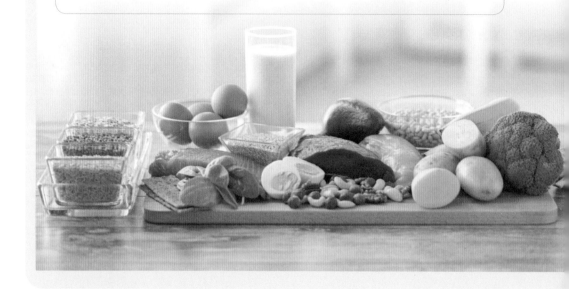

10 条推荐意见

1 痛风的诊断及高尿酸血症的分型。推荐使用 2015 美国风湿病学会（ARC）/ 欧洲抗风湿联盟（EULAR）的分类标准，对于无症状高尿酸血症患者，关节超声、双能 CT（可以利用两种不同能量的 X 射线对物体进行成像，能够精确得到物体的构成比例）或 X 线发现尿酸钠晶体沉积和（或）痛风性骨侵蚀定义为亚临床痛风。依据 24 小时尿尿酸排泄量和肾脏尿酸排泄分数进行高尿酸血症分型。对于首次提出的亚临床痛风，主要的治疗方法是当血尿酸水平 ≥ 480 微摩 / 升时，采用药物治疗，秋水仙碱连续使用 3~6 个月，同时碱化尿液 3~6 个月，建议这部分患者血尿酸水平控制在 < 360 微摩 / 升的水平。

2 无症状高尿酸血症患者起始降尿酸治疗的时机及控制目标。建议无症状高尿酸血症患者血尿酸水平 ≥ 540 微摩 / 升，或血尿酸水平 ≥ 480 微摩 / 升且具有合并症之一时开始降尿酸治疗。建议无合并症者，将血尿酸水平控制在 <420 微摩 / 升；伴有合并症时，建议控制在 <360 微摩 / 升。

3 痛风患者起始降尿酸药物治疗的时机及控制目标。建议血尿酸 ≥ 480 微摩 / 升，或血尿酸 ≥ 420 微摩 / 升且有合并症之一时开始降尿酸治疗。建议痛风患者，血尿酸控制在 <360 微摩 / 升；伴有合并症时，控制在 <300 微摩 / 升。建议在痛风发作 2~4 周后开始降尿酸药物治疗。已服药患者急性期不建议停药。但在最近的 2020ACR 痛风临床实践指南（草案）中提到，只要具有降尿酸治疗的指征，有条件的，推荐发作期间就应开始降尿酸治疗。究竟是否应该在急性期给予降尿酸治疗。需要遵循个体化治疗。有些患者已经有痛风石存在，病程较长，病情不容易缓解，给予降尿酸药物是有帮助的。

4 高尿酸血症与痛风患者降尿酸药物的选择。推荐别嘌醇、非布司他或苯溴马隆为痛风患者降尿酸治疗的一线用药；推荐别嘌醇或苯溴马隆为无症状高尿酸血症患者降尿酸治疗的一线用药。有些基因型患者服别嘌醇药出现过敏。

5 高尿酸血症与痛风患者碱化尿液的方法和控制目标。晨尿 pH<6.0 时，建议服用枸橼酸制剂、碳酸氢钠碱化尿液，使尿液 pH 维持在 6.2～6.9。2020ACR 草案认为，反对碱化尿液治疗，实际上服用少量的碳酸氢钠对人体尿液酸碱度无太大影响，大量摄入则会导致钙盐性肾结石风险，所以这一观点有待于进一步证实。

6 痛风急性发作期的抗炎镇痛治疗。推荐尽早使用小剂量秋水仙碱，首剂 1 毫克，1 小时后追加 0.5 毫克，12 小时后改为 0.5 毫克/天或 0.5 毫克每天 2 次。此外非甾体抗炎镇痛药也作为一线用药，而糖皮质激素作为二线镇痛药物。

7 痛风患者降尿酸药物治疗初期预防痛风发作措施。推荐首选小剂量秋水仙碱预防痛风发作，至少维持 3 个月。不耐受者，小剂量非甾体抗炎镇痛药或糖皮质激素作为二线用药。

8 难治性痛风的定义和治疗原则。难治性痛风指具备以下三条中至少一条：（1）单用或联用常规降尿酸药物足量、足疗程，但血尿酸仍 ≥ 360 微摩/升；（2）接受规范化治疗，痛风仍发作 ≥ 2 次/年；（3）存在多发性和（或）进展性痛风石。建议将聚乙二醇重组尿酸酶制剂用于难治性痛风降尿酸治疗；IL-1 或 TNF-α 拮抗剂用于常规药物无法控制者。

9 高尿酸血症与痛风合并慢性肾脏疾病时降尿酸药物的选择。应根据慢性肾脏疾病分期合理选择降尿酸药物，慢性肾脏病 4 至 5 期患者推荐使用非布司他。

10 高尿酸血症与痛风患者有合并症时相关药物的选择。合并高血压时，建议降压药物首选氯沙坦和（或）钙通道阻滞剂；合并高甘油三酯血症时，调脂药物建议首选非诺贝特；合并高胆固醇血症时，调脂药物建议首选阿托伐他汀钙；合并糖尿病时，建议优先选择具有降尿酸作用的降糖药物。

　　以上就是 2019 痛风指南的大体内容，和 2016 版本相比，此版本指南开始关注亚临床痛风，并且提出了难治性痛风的诊疗方法。对于碱化尿液相关问题给予了明确推荐，对于痛风合并其他疾病，给予了药物推荐意见。

PART 2

轻松自我管控，
科学搭配优质饮食

心中有谱，知道吃与不吃

膏粱厚味害人，"案发现场"回放

众所周知，海鲜加啤酒是痛风的"导火索"，其实除此之外，还有很多高蛋白、高糖、重口味的饮食，也可能诱发痛风。

典型案例

岁末年初，正是冬令进补的好时节。李先生在被妻子"投喂"了不少炖羊肉和各种补汤后，在外聚餐时又吃了不少羊蝎子、喝了不少酒。当天晚上睡梦中，李先生被突然的脚痛痛醒，剧痛难忍之下去医院急诊科，经检查后被诊断为痛风。

原来，李先生原本就有高尿酸血症，但由于不痛不痒一直没有治疗，这次连续摄入大量高嘌呤食物，诱发了痛风发作。

"重"蛋白

对于痛风和高尿酸血症，常常强调的是要少吃高嘌呤食物，除了海鲜之外，动物肉的嘌呤含量也很高（如牛肉、羊肉、猪肉等），所以高嘌呤和高蛋白总是同时出现。嘌呤是水溶性物质，如用羊肉、牛肉、猪蹄、母鸡、老鸭来炖汤喝，汤中就溶解了大量的嘌呤，在进补时知不觉中就摄入了大量的嘌呤，继而诱发痛风。

"重"糖

除了嘌呤之外，短时间内摄入大量的添加糖和果糖，也会诱发痛风。因为添加糖会增加尿酸的生成，而果糖会减少尿酸的排泄。所以，日常生活中，还要限制添加糖、果糖含量高的饮食。除了甜食、甜饮料之外，苹果、梨、葡萄、石榴等水果也富含果糖，不宜一次吃太多。

"重"调味

如今越来越多的人开始追求食物的口味，喜欢重口味食物的人日益增加。烹调重口味食物时往往会加入很多调料，如大量的辣椒、胡椒、花椒、鸡精、高汤等，这些调料要么刺激性强，要么含有较多嘌呤，也给痛风挖下了"陷阱"。尤其是风味浓郁的火锅汤，不仅嘌呤含量高，刺激性也强，要引起高尿酸血症和痛风患者的高度警惕。

预防痛风，一定要改变"厚味"

大多数加工食品都含有大量添加剂，而且为了打开人们的味蕾，也添加了很多重口味调料，这些都是要避免过多食用的。

值得注意的是，许多罐头食品的盐和糖的含量都很高。也应慎选快餐、薯片、方便面等食品。这些食品虽然方便又美味，但都添加"厚味"而成，最好避开。

控尿酸
自我管理这样做

1　避免吃高盐食品、腌制食品。

2　椒盐脆饼、奶酪泡芙等食品不宜多食。

3　带有调味包的食品（如方便面、调味米饭、拉面）不宜多吃。

4　加工过的肉类食品（如培根、熟食肉）慎选。

5　番茄沙司、浓汤宝及各种酱料食品最好避开。

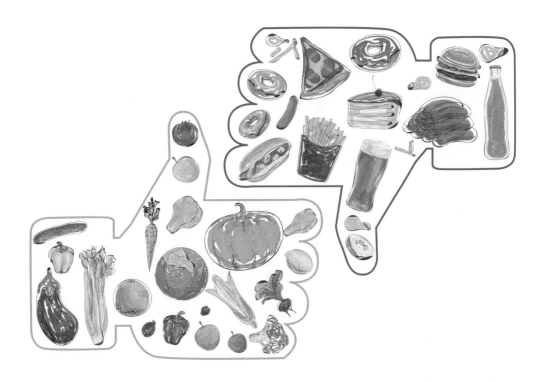

食物减法 1：高嘌呤食物

每 100 克食物中，嘌呤的含量在 100～1000 毫克及以上者，我们称之为高嘌呤食物，是痛风患者绝对要远离的食物。

大多数"美味佳肴"的嘌呤含量都很高——如鸡、鸭、鱼、肉等，很难让人拒绝，吃起来"爱不释口"。这样一来，体内的尿酸很容易升高。

对待嘌呤含量高的食物，有一个原则就是，"适量"加"适当"：适量表示嘌呤摄入量不宜多，而适当就是进食这些高嘌呤食物时，可以采用适当的方法，"过滤"掉一部分嘌呤。

高嘌呤类食物

（每 100 克食物中嘌呤含量为 150～1000 毫克）

食物类别	食物名称
禽肉	鹅肉、鸭肉等
畜肉	动物的脑、心、肾、肝等内脏，肉末、浓肉汁等，加工肉制品
水产类	青鱼、鲅鱼、带鱼、鱼子、干贝、贻贝等
其他	黄豆、香菇、紫菜、酵母、啤酒等

就想吃点中高嘌呤食物，试试这样的烹饪法

嘌呤为水溶性物质，在高温下更易溶于水。在食用鱼、肉类食物时，可先用沸水焯烫后再烹饪，可减少此类食物中嘌呤的含量，同时也可减少热量。下面我们将常见的减嘌呤烹饪方法进行排序：

煮
最佳时间 3 分钟

如果为了追求美味，一些中、高嘌呤的肉类，可先煮一下，然后再进行烹饪。

蒸
最佳时间 10 分钟

适用于低、中嘌呤的食材，中嘌呤食材选择蒸，可少油、少盐，从而达到降低嘌呤的目的。

小贴士

不必过于关注嘌呤摄入

因为从饮食中摄入的嘌呤只是一小部分，饮食选择不必过于谨慎。不过，这不代表可以经常大吃特吃高嘌呤食物，如很多人爱吃的火锅。

就想吃火锅，怎么办

火锅美味，让人垂涎，偶尔吃一次也无妨，享受美味的同时又能增进朋友之间的感情。但在进食火锅时要注意一些小细节。

很多人觉得火锅要趁热吃，其实，火锅的温度可达120℃，很容易烫伤口腔、舌头、食管等，而且经常吃烫食的人，食管癌的发病率也会大大增高。

动物内脏、海鲜、肉类所含的嘌呤较高，为了防止摄入过多的嘌呤，最好搭配蔬菜，不仅能够消脂解腻，还能去火、排尿酸。

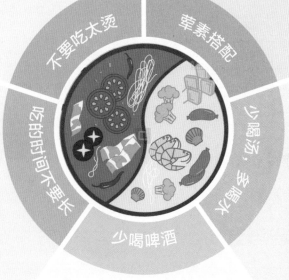

每顿火锅的时间不宜长，最好控制在2小时以内。

大量嘌呤会溶解在汤里，而且时间越长，溶解的嘌呤含量越多，因此，最好不要喝汤，实在想喝要早点喝。同时要多喝水，有利于尿酸的排出。

嘌呤在体内容易转化为尿酸，火锅和啤酒都属高嘌呤食物，"强强相加"更增加了患痛风的风险。如果长期频繁这样进食，还会引起肾结石等并发症。

食物减法 2：高脂食物

由于脂肪会阻碍肾脏排出尿酸，因此脂肪摄入量应控制在总热量的 20%～25%，每天摄入总量以 50 克左右为宜。

减少动物油，适当植物油

虽然植物油和动物油嘌呤含量都不是很高，但相对于动物油，植物油更有利于健康。植物油（如橄榄油、葵花子油、玉米油、香油等）中富含不饱和脂肪酸，对血管健康有利。而动物油中更多的是饱和脂肪酸，这种物质容易在血管中堆积，影响正常的血液循环，长期大量食用容易导致血脂异常。

··· 敲黑板
张奉春有话说

脂肪的选择很关键

脂肪对维持我们的生理活动很重要。脂质是细胞的骨架成分，还是多种激素的前体物质，对脂溶性维生素的吸收也是必不可少的，我们不能一点不吃，而是要保证一定的摄入量。

在饮食上，应该对食物有所选择，让脂肪主要来源于富含不饱和脂肪酸的食物（如鱼肉等），尽量避免饱和脂酸和反式脂肪酸含量高的食物（畜肉、黄油、人造奶油等）。

常被忽视的动物油，减油脂的烹调方法

食用瘦肉、去皮禽肉等，应该煮沸后去汤食用，避免吃炖肉或卤肉。另外，禽类皮下组织中脂肪含量丰富，烹调时常常被忽视，可以参考以下做法来减少油脂：

（1）去掉油脂多的部位，如鸡皮。

（2）热水洗一下，减少多余的油脂。

（3）切薄片，烹调时促进油脂溶出。

（4）选择不粘锅、电锅等。电锅不但可以减少烹调用油，还能使细微的脂质流失掉。

（5）烹调过程中，不时地撇掉表面的浮沫和油脂。

一些常见烹饪方式的吸油率
以虾为例

 清炸：将虾加调味料后直接炸。吸油率 3%～5%

 干炸：虾加调味料入味后，挂糊油炸。吸油率 7%～10%

 带馅炸：虾挂糊后，加点面包糠，油炸。吸油率 15%～20%

 炸什锦：撒完面包糠，加点切得细碎的菜，如胡萝卜等，油炸。吸油率 20%～25%

 粉丝炸：加点切碎的粉丝，油炸。吸油率 20%～25%

低脂肪不等于低嘌呤

痛风患者的饮食，并不是所有荤菜和油脂都不能吃，比如蛋类、动物血、植物油和部分坚果、奶制品都是可以吃的；同时，也并不是所有蔬菜都是安全的，比如黄豆、豆腐干、紫菜和香菇都是需要慎选的食物。

典型案例

36 岁的张先生身高 175 厘米，体重直逼 85 千克。除了这身减不掉的肥肉，最近他又多了一件烦心事。一天夜里他突然从睡梦中惊醒，原来是足大趾关节发红发肿，动弹不得，疼痛难忍，仿佛刀在割、虫在咬。第二天去医院检查，发现血尿酸非常高。医生诊断他为痛风，除了给他开了一些治疗痛风的药，还列举了一堆需要禁忌的食物。张先生一听，误认为就是坚持低脂饮食。

过了两三个月，张先生的痛风又犯了。他委屈地找到医生，说自己的体重都下降了，怎么尿酸还这么高。其实，临床上有不少患者和张先生一样，直接将低嘌呤和低脂肪画上了等号，认为痛风就是要少吃荤菜和油，多吃蔬果。实际上，低脂饮食并不一定嘌呤就低。

建议补充不饱和脂肪酸

"忌食海鲜"曾被痛风患者奉为铁律，然而这一观点已经过时。海鲜对于人的营养和健康作用优于其他肉类。值得一提的是，海鲜中含有丰富的不饱和脂肪酸，是人体不饱和脂肪酸的主要来源，后者对心脑血管系统具有保护作用，而痛风患者又是心脑血管疾病的高发人群。因此，痛风患者不应一概而论地忌食海鲜，而应根据不同海鲜的嘌呤含量而定，忌食嘌呤含量高的海鲜，而适当选择低、中嘌呤类海鲜。如同样是海产品的海蜇和海参，其嘌呤含量分别只有 9.3 毫克 /100 克和 4.2 毫克 /100 克，比青菜还要低。所以，这些嘌呤含量低的海产品痛风患者完全可以吃。还有，海藻属于较低嘌呤食物，痛风患者在缓解期适量食用，对改善心脑血管疾病也有好处。

需要提醒的是，对于严格限制海鲜的患者，尤其是有心脑血管疾病的患者，应注意补充不饱和脂肪酸。

食物减法 3：高盐食物

最新膳食指南中建议每人每天钠盐摄入量不超过 6 克。食盐中的钠有促使尿酸沉淀的作用，加之痛风多并发高血压、冠心病及肾脏病变等，所以更应限制盐的摄入量，每天要严格限制在 6 克以下。

减少"隐形盐"

大家在计算盐的摄入量时，不仅要包括食盐，还要包括味精、酱油、番茄酱、咸菜、熟食制品的钠盐含量，因为这些物质中含有的钠非常高，但往往是看不见的。事实上，凡是咸味和鲜味调味品一般都含有钠，都可以算成盐。根据《中国食物成分表》，3 克味精、2 克多鸡精和 6~10 克酱油的含钠量与 1 克盐相当。黄酱和豆瓣酱等的含盐量跟酱油大体相当。

这些食物中的食盐被称为"隐形盐"，过量食用，等同于食用了大量的食盐。因此，如果菜肴中加入了这些隐形盐，就要相应减少食盐的用量。

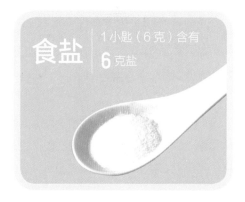

食盐　1小匙（6克）含有 **6** 克盐

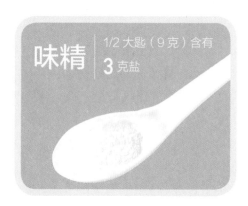

味精　1/2大匙（9克）含有 **3** 克盐

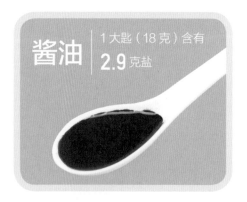

酱油　1大匙（18克）含有 **2.9** 克盐

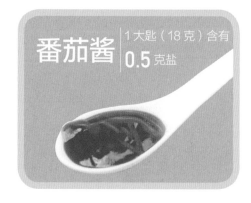

番茄酱　1大匙（18克）含有 **0.5** 克盐

人们总说要控制食物中盐的量，其实并不完全对，确切地说是控制食物中钠的摄入量。不仅仅是盐中含有钠，人们吃的所有食物中都含有钠，即使并未添加盐。另外，一些加工食品，比如甜面酱、番茄酱、苏打饼干、全麦面包、蜜饯等，这些都是容易被人们忽视的"含盐大户"。因此，还有很大一部分盐是藏在各种各样的食品和调味品中的，也许在你不经意间，盐或者说钠的摄入量就已经超标了。

食物名称	含钠量 /（克 /100 克）
酱萝卜	6.88
虾皮	5.1
肉松	2.3
鲮鱼罐头	2.3
火腿	1.1
扒鸡	1.0

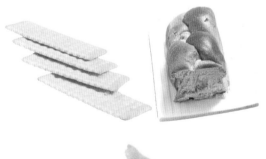

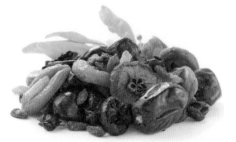

建议食用低钠盐

低钠盐就是指钠含量比较少的食用盐。虽然低钠盐中钠含量比普通盐少25%～30%，但是咸度和普通盐差不多，所以，烹调时用盐量不增加，却能使人体摄入的钠量减少。低钠盐含有丰富的钾和镁，有助于降血压、控血糖。

所以，低钠盐对高血压、糖尿病患者和健康人都是有好处的，但是合并肾功能不全者，应注意避免摄入过量的钾。

控尿酸
自我管理这样做

使用小盐勺，改变口味重的习惯

家庭烹调食物要用专用的"盐勺"，1 勺盐大致是 2 克。每人每天 6 克即可，即 3 勺，每人每餐 1 勺即可。长期坚持使用专用盐勺，有助于把口味变淡的，但是这个过程需要慢慢形成习惯。

①避免吃腌制食品，如咸菜、腐乳、榨菜等。

②不要在餐桌上放盐盒，避免临时往食物中加盐。

防痛风，三分天注定，七分靠"打拼"

食物加法 1: 低嘌呤食物

低嘌呤含量的食物是指每 100 克食物中，嘌呤的含量小于 25 毫克，日常可以每天食用，作为主餐、主菜、配料等，都是健康的食材选择。

低嘌呤类食物
（每 100 克食物中嘌呤含量小于 25 毫克以下）

食物类别	食物名称
谷薯类	大米、小米、小麦、面条、玉米、土豆、芋头等
水产类	海参、海蜇等
蔬菜类	白菜、芥蓝、圆白菜、芹菜、荠菜、韭黄、苦瓜、黄瓜、冬瓜、丝瓜、南瓜、茄子、胡萝卜、白萝卜、柿子椒、洋葱、番茄、莴笋等
蛋奶类	鸡蛋、鸭蛋、牛奶等
水果类	梨、苹果、橙子、菠萝、葡萄、樱桃、木瓜、柠檬、红枣等
其他类	苏打饼干、麦片、茶等

为了避免长期过度低嘌呤饮食导致营养缺乏，除了低嘌呤食物外，中嘌呤食物也要适当食用，但是不能经常占据食谱的主食、主菜，尤其是豆类、肉类等。

虽然大多数的谷物类食物嘌呤含量较少，但是不少粗粮和一些精致的点心嘌呤含量也较高，也要注意选择。
1. 粗细搭配更理想。
2. 黄油类点心（蛋糕、曲奇饼干、泡芙等）不建议经常食用。

食物加法 2：含钾食物

人体内的矿物质中，钾的含量仅次于钙和磷，位居第三。它是人体内电解质的主要成分之一，在维持细胞内外渗透压及酸碱平衡中起重要作用，是保持酸碱平衡、维持神经和肌肉兴奋性不可缺少的元素。

多吃富含钾的食物可以减少血中尿酸量

钾对于预防痛风和高尿酸血症很重要：可以减少尿酸在体内的沉淀，有助于排出尿酸。早期痛风患者多摄入富含钾的食物，有助于改善病情。

很多蔬菜和水果都含有较多的钾。摄入高钾的蔬果可以为身体提供较多的钾，钾在排泄过程中可使尿液在一定程度上偏碱性，从而减少尿液中尿酸的结晶，促进尿酸的排出，防止形成尿酸性泌尿系统结石。

痛风患者的高钾食物推荐

食材	钾含量 /（毫克 /100 克）	每天推荐食用量 / 克
银耳（干）	1588	5～10
板栗	442	20～30
土豆	342	150
香蕉	256	150
空心菜	243	100
木耳（水发）	52	50

日常饮食补钾须知

（1）在日常饮食中，钾和钠的摄入量以 2：1 为宜。

（2）果汁中一般虽然含钾较高，但同时单糖、双糖类特别是果糖的含量也较高，所以不建议多喝果汁，包括鲜榨果汁。

（3）高血压患者在补钾前最好先检查自己的肾功能和血钾，肾功能不全时，钾的排出较慢，故应慎用钾盐和高钾食物。

食物加法 3：含膳食纤维食物

膳食纤维主要由可食性植物细胞壁残余物（纤维素、半纤维素、木质素等）及与之缔合的相关物质组成的化合物，可分为水溶性膳食纤维和非水溶性膳食纤维两大类。水溶性膳食纤维溶于水，就像水泥一样，在吸水后会膨胀起来，让食团变得黏稠，具有很强的吸附性，能吸附胆酸、胆固醇及有害物质，帮助清除自由基，常见于大麦、豆类、胡萝卜、柑橘、亚麻、燕麦等食物中。非水溶性膳食纤维不溶于水，就像钢筋一样，混杂在食团中，有利于撑起这个食团，使体积变大，从而增加饱腹感、刺激肠道蠕动，主要存在于植物表皮和未加工的麸质、全麦、豆类、根茎类、果皮等食物中。

每天摄入 25～30 克膳食纤维

痛风患者每天摄入 25～30 克膳食纤维即可，太多会引起肠胃不适。我国居民的膳食纤维摄入量一般不足，需要有意识地多食用富含膳食纤维的食物。

（1）食用未精制的谷类。未经过加工精制的谷类中含有质量和数量较好的膳食纤维成分，能够补充精米、精面的不足，如在大米中加入适量糙米，或者食用全麦馒头。

（2）多吃一些蔬菜。一日三餐的副菜和汤中，多加入一些叶类蔬菜，也可选用一些可生吃的蔬菜作为加餐，如番茄、黄瓜、生菜等。虽然不建议吃过多的水果，但适量吃一些还是没问题的。一般每天水果的量在 200～250 克都是可以接受的。应注意选择不太甜的水果，这类水果中果糖的含量会低些。

痛风患者的高膳食纤维食物推荐

食材	膳食纤维含量 /（克 /100 克可食部）	每天推荐食用量 / 克
大麦	9.9	60～80
红豆	7.7	30
绿豆	6.4	40
玉米面	5.6	70
菠菜	4.5	80～100
韭菜	3.3	50
芹菜	2.6	100

食物加法 4：含镁食物

镁有助于调节尿酸代谢

镁参与人体内三大产热营养素的代谢和神经传递、肌肉收缩等。对于预防痛风而言，镁也有着特殊的作用：镁有助于调节尿酸代谢，从而预防痛风以及缓解痛风症状。

痛风患者的高镁食物推荐

食材	镁含量 / （毫克 /100 克可食部）	每天推荐 食用量 / 克
杏仁	275	30
荞麦	258	50
花生米	178	20
海参	149	50
海蜇	124	50

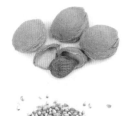

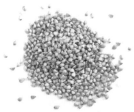

日常饮食补镁须知

（1）膳食中促进镁吸收的成分主要有氨基酸、乳糖等；抑制镁吸收的主要成分有草酸、植酸和膳食纤维等。

（2）钙、磷、镁摄入量之比以 2：1：1 最好，如果其中一种摄入过多或过少，其他两种营养素的吸收就会受影响，从而影响人体健康。在补镁的同时，多摄入一些适合痛风患者食用的富含钙、磷的食物，如牛奶、杏仁等。

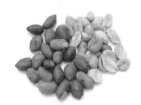

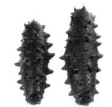

> ### 小贴士
> #### 镁的其他保健功效
> 保护骨骼健康；维持神经和肌肉的正常功能；有利于心脏的舒张与休息；预防肾结石、胆结石；改善消化不良；与钙并用能协助抵抗忧郁症，可作为天然的镇静剂。

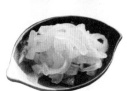

加减有度，合理搭配

简单易学的"211 饮食法"

享受生活，享受饮食乐趣是我们生活的本能，但如何大快朵颐又不失制约力呢？"211 饮食法"就像一个饮食坐标，它会让你在采取健康饮食模式下痛快地享受生活的美好。

什么是 211 饮食法

总体来说，它是每一餐的食物比例或者食物框架。在饮食的选择上可以帮助你"抓大放小"。解决因为缺乏营养知识而不知道如何正确选择。

具体来说，"211 饮食法"是指每餐或每天摄入的蔬菜、蛋白质食物、主食的体积比为 2∶1∶1，三者具体比例可用一捧、一掌和一拳来测量。

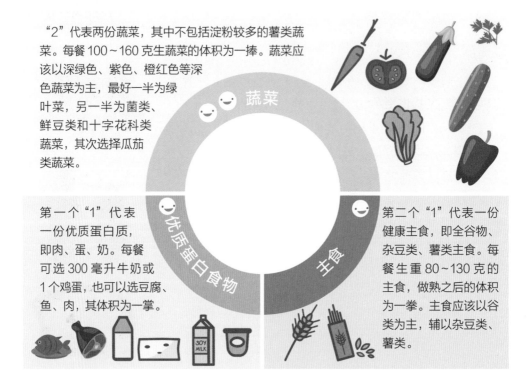

"2"代表两份蔬菜，其中不包括淀粉较多的薯类蔬菜。每餐 100~160 克生蔬菜的体积为一捧。蔬菜应该以深绿色、紫色、橙红色等深色蔬菜为主，最好一半为绿叶菜，另一半为菌类、鲜豆类和十字花科类蔬菜，其次选择瓜茄类蔬菜。

蔬菜

优质蛋白食物

主食

第一个"1"代表一份优质蛋白质，即肉、蛋、奶。每餐可选 300 毫升牛奶或 1 个鸡蛋，也可以选豆腐、鱼、肉，其体积为一掌。

第二个"1"代表一份健康主食，即全谷物、杂豆类、薯类主食。每餐生重 80~130 克的主食，做熟之后的体积为一拳。主食应该以谷类为主，辅以杂豆类、薯类。

坚持"211饮食法",也要注意以下几点才会吃得更健康:

(1)饮食要按一定顺序,吃饭时先吃蔬菜,再吃肉(蛋白质类),最后吃主食。

(2)肉类食物选择白肉、瘦肉和去皮禽肉,不吃肥肉。

(3)清淡饮食,少油、少盐,最好不加糖。

(4)足量饮水。

(5)烹调方式以凉拌、蒸、煮、炖等为主,少用油炸、炭烤等方法。

尝试评估你的"饭"

先看看总体是否符合"211饮食法"的基本搭配,查漏补缺。其次,从三个评估维度来看:

每天吃出"一道彩虹"

《中国居民膳食指南(2016)》推荐每周食物数量要超过25种,同时超过5种颜色。这样才能满足各种营养素的摄入,尤其是钙、铁、锌、硒、维生素C、B族维生素等重要营养素的摄入。

如果觉得计算种类太麻烦,不如试试每天吃出"一道彩虹色"的方法。即餐桌上的食物丰富多彩,种类多,颜色多。

主食要混搭着吃

馒头、面包、面条、米饭,细细看来只有白米、白面两种食物,总是这样吃,精细主食摄入比例太高,既容易发胖,还容易导致微量元素缺乏。

建议在现有主食的基础上,添加1/3~1/2的全谷物来混搭,这样既能满足热量供应,还能提供更多代谢所需的维生素和矿物质。具体可以这么做:

(1)蒸米饭时,加入一半糙米或者燕麦。

(2)买面粉时选择全麦粉。

(3)在外面吃饭时,选择杂粮、薯类替代白米饭、炒饭、面条和烙饼等精制主食。

适量的优质主食能避免热量摄入过低而全身无力、反应迟钝、记忆力下降,也能提供更丰富的B族维生素和膳食纤维,对预防皮肤病和便秘都有帮助。

添加适量的优质脂肪

适量的烹饪油、坚果,都可以为食谱加分,如亚麻子油含有必需脂肪酸;坚果含有脂溶性维生素E。

合理的脂肪比例,不但可以带来饱腹感,还能够保证必需脂肪酸的摄入,可以维持皮肤的光滑细腻和正常的内分泌功能。

主食，痛风患者热量的主要来源

主食是碳水化合物的主要来源，如果主食摄入不足，体内碳水化合物不足，容易造成脂肪组织动员，分解产生一种叫酮体的物质。

酮体对肾脏排泄尿酸有抑制作用。痛风的发生与嘌呤代谢紊乱和（或）尿酸排泄减少所致的高尿酸血症直接相关。因此，对于痛风患者来说，保证足量且正确的主食摄入是极为重要的。

痛风患者主食的聪明选择

细粮

如精白米、小麦、糯米、精制面粉等。加工后的细粮嘌呤含量比粗粮少，适合痛风患者食用。

但要注意，细粮中膳食纤维和B族维生素含量少，容易引起血糖波动，所以要注意搭配粗粮一起食用。

粗粮

如荞麦、高粱、糙米、原味燕麦片含嘌呤比细粮多，痛风患者不宜长期大量食用，但适量摄入对身体是有益的。

痛风患者的主食应该粗细搭配，建议每天粗粮占主食的1/3就可以了。

薯类

在中国人的传统观念中，红薯、土豆、芋头这些属于蔬菜。其实在营养学中，这些薯类的淀粉含量丰富，主要为人体提供碳水化合物，可归为主食。

薯类的能量密度低于谷类主食，用它们代替等量的米饭、馒头还有助于减肥。

需要注意的是，烹调时不能加油加盐，用蒸、煮的方法，替代粮食来吃，才能起到减肥效果。如果当成菜肴或零食，如果控制不好量，只能增肥，易引发痛风。

 控尿酸
自我管理这样做

主食吃得少饿了怎么办

痛风患者一般偏胖的居多，为了达到控制体重或者减轻体重的目的，就需要控制每天的热量摄入，而主食是热量的主要来源。但摄入同样多的热量，如果把主食的食材由精白米面换成豆类、粗粮和薯类，效果就会大不一样。

比如说，喝一大碗白米粥，2小时不会饿；而喝同样一大碗红豆加燕麦煮的粥，4小时可能都不饿。从营养上来看，吃豆类、粗粮做的主食，B族维生素、钾、镁等营养素含量比白米饭、白米粥高。

特效降尿酸食谱推荐

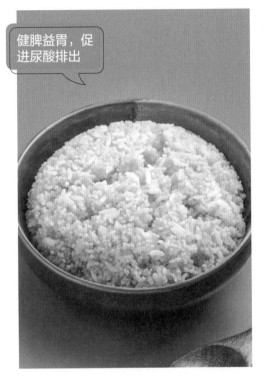

健脾益胃，促进尿酸排出

二米饭

材料／大米 100 克，小米 30 克。

做法

1　大米、小米淘净，用水浸泡 30 分钟。

2　在电饭锅中加入适量清水，放入大米和小米，按下"煮饭"键，跳键后不要马上开盖，再闷一会儿。

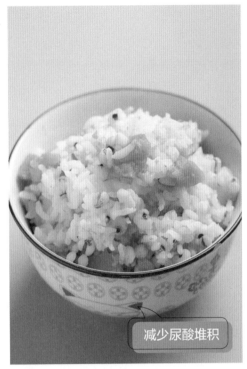

减少尿酸堆积

南瓜薏米饭

材料／南瓜 300 克，薏米 150 克，大米 100 克。

做法

1　南瓜洗净，去皮去子，切成小丁；薏米洗净，浸泡 3 小时，煮熟；大米洗净。

2　将大米、熟薏米、南瓜丁和适量开水放入电饭锅中，按下"煮饭"键，至电饭锅提示米饭蒸好即可。

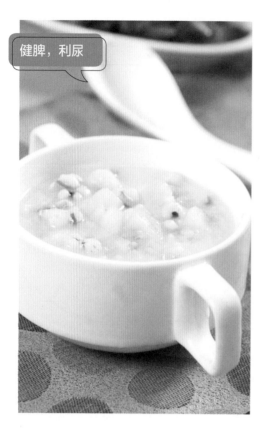

健脾，利尿

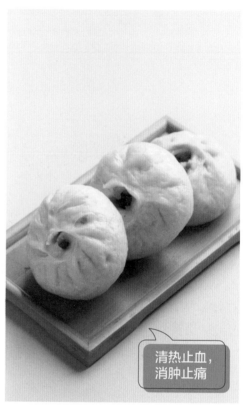

清热止血，
消肿止痛

薏米山药粥

材料／薏米、大米各50克，山药30克。

做法

1　薏米、大米分别洗净，薏米浸泡4小时，大米浸泡30分钟；山药洗净，去皮，切成丁。

2　锅内倒清水烧开，放薏米大火煮30分钟，再加入山药丁、大米，转小火熬煮至山药及米粒熟烂即可。

茄子馅包子

材料／茄子300克，面粉400克，酵母少许。

调料／葱花、姜末、盐各少许。

做法

1　面粉放入盆内，温水中放适量酵母粉调匀，倒入面粉中，搅成絮状，再和成光滑面团，醒发至原来的2倍大。

2　茄子去皮，切成小丁，放少许盐，挤出多余水，放葱花、姜末、盐调成包子馅。

3　发好的面再次揉成面团，揪成小剂子，擀成包子皮，放上馅包成包子，上锅蒸20分钟即可。

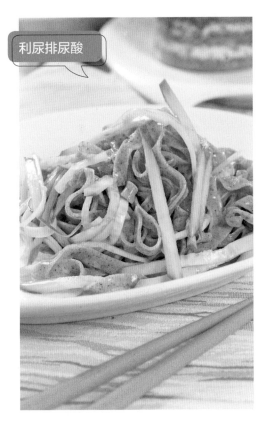

利尿排尿酸

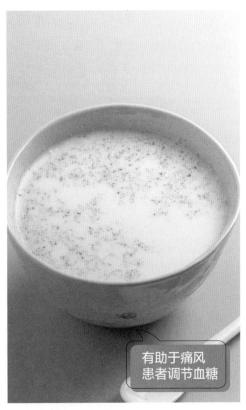

有助于痛风
患者调节血糖

手擀燕麦面

材料／燕麦粉 50 克，黄瓜 50 克。

调料／盐 2 克，香菜碎、蒜末各适量，
香油 4 克。

做法

1 燕麦粉加水和成光滑的面团，醒 20
分钟后擀成一大张薄面片，将面片切
成细丝后裹燕麦粉，抓匀、抖开即成
手擀面。

2 将燕麦手擀面煮熟，捞出过凉。

3 黄瓜洗净，切丝后放在煮好的燕麦面
上，加入所有调料调味即可。

牛奶荞麦饮

材料／荞麦 100 克，牛奶 300 毫升，鸡
蛋 1 个。

做法

1 荞麦洗净，沥干，放入锅中炒至香脆，
取出研末，放碗中备用。

2 将鸡蛋打入碗内，淋入沸水，烫成蛋
花备用。

3 将热好的牛奶倒入碗中，放入荞麦末、
蛋花搅匀即可。

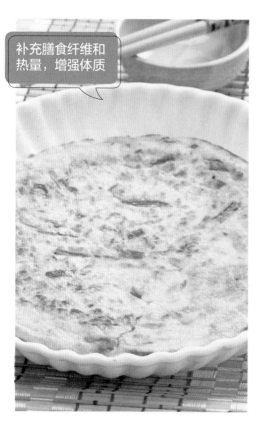

补充膳食纤维和热量，增强体质

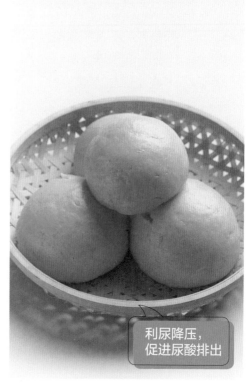

利尿降压，促进尿酸排出

蔬菜玉米饼

材料／玉米1根，鸡蛋1个，面粉100克，韭菜、胡萝卜各50克。

调料／葱段、盐各适量。

做法

1 将韭菜洗净，切段；胡萝卜洗净，去皮，切丝；将玉米粒掰下来，煮熟，捞出。

2 面粉加盐、水、打散的鸡蛋调成面糊，放入韭菜段、葱段、胡萝卜丝混合均匀。

3 锅中倒油烧热，将面糊平摊在锅中，小火煎至两面金黄即可。

南瓜红薯馒头

材料／南瓜、红薯各100克，面粉200克，酵母少许。

做法

1 南瓜洗净，削皮，去子，切块；红薯洗净，削皮，切块，与南瓜块一起放入蒸锅内蒸熟，压成泥。

2 南瓜红薯泥中加入面粉、酵母一起揉成团，醒发至2倍大。

3 面团中加入适量干面按揉，排出空气，做成馒头坯，二次醒发后，放入上汽的蒸锅蒸15分钟即可。

蔬菜，选"双低"，量大管饱占肚子

蔬菜一般都是"双低"食物，即嘌呤低、热量低。蔬菜通常属于"量大管饱占肚子"类，能提供大量维生素、矿物质，对身体代谢却不产生负担，是天然健康的食物。除了一些淀粉含量高的蔬菜（土豆、山药、藕、胡萝卜等）和一些嘌呤含量较高的蔬菜（豆类、菌菇类）要注意食用量，其他的正常食用即可。

每天早、午、晚餐都应该有蔬菜的身影，如果早晨太忙，来不及吃，午餐和晚餐则必须保证蔬菜的摄入，尤其是晚上，蔬菜应该唱主角。

痛风患者吃蔬菜三大原则

每顿不少于 200 克

按照中国居民平衡膳食宝塔建议：每人每天应吃 300~500 克蔬菜。痛风患者应该摄入更多的蔬菜，每顿不少于 200 克。

最好凉拌，不要煎炸

蔬菜含有较多的类胡萝卜素、维生素 C 及多种抗氧化成分，煎炸等高温烹调方式会导致营养成分被分解破坏。保存蔬菜营养的最好烹调方式是凉拌。对一些根茎类蔬菜，也可以选择蒸、煮的方式烹调。炒制时，最好大火快炒，能更好地保存其营养。

控制油量，兼顾美味

痛风患者每天的食油量应在 25~30 克，与正常人一样，在做蔬菜时要注意控制油量。

控尿酸
自我管理这样做

1 炒菜之后控油。菜炒熟后，将菜锅斜放 2~3 分钟，让菜里的油流出来，再装盘。这些蔬菜如柿子椒、豆角、莴笋等，吸油较少，非常适合这种方法。

2 控出的油脂可用来做菜。炒菜时，有很多营养素会溶于油脂当中，如胡萝卜素、番茄红素、叶黄素、维生素 K 等多种营养成分都是脂溶性的，扔掉油非常可惜，可以换个方法加以利用。炒菜控出的油，可用来做凉拌菜、做汤，味道比色拉油更香，最好一餐就用掉，而且不要再次加热。

3 凉拌菜最后放油。凉拌菜到最后一步再放几滴香油或橄榄油，马上食用。这样做，不仅油的香气可以有效散发出来，而且食物还没有来得及吸收油脂，摄入的油脂自然也就少了。

特效降尿酸食谱推荐

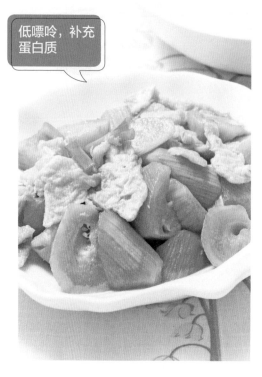

低嘌呤，补充蛋白质

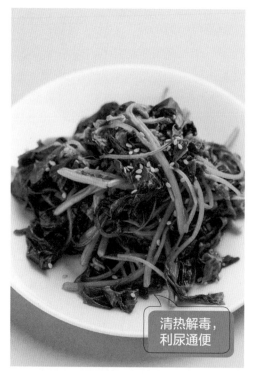

清热解毒，利尿通便

丝瓜炒鸡蛋

材料／丝瓜 200 克，鸡蛋 100 克。

调料／盐 3 克，葱段 5 克。

做法

1／丝瓜去皮洗净，切成滚刀块；鸡蛋打散，炒熟后盛出。

2／锅内油烧热，爆香葱段，加入丝瓜块，炒软，加入炒好的鸡蛋，调入盐，翻炒均匀即可。

凉拌苋菜

材料／苋菜 450 克，白芝麻少许。

调料／盐适量。

做法

1 苋菜择洗净。

2 起锅烧水，水开后加点盐和油，放入苋菜焯一下（掌握在半分钟之内，时间长了就不好吃了），捞出。

3 放凉白开中过凉，从中间切一刀，撒上白芝麻、盐拌匀即可。

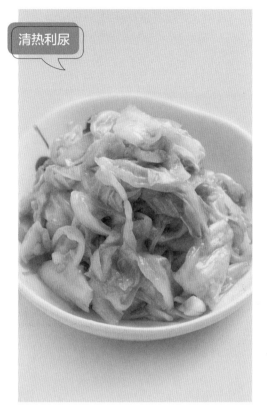

清热利尿

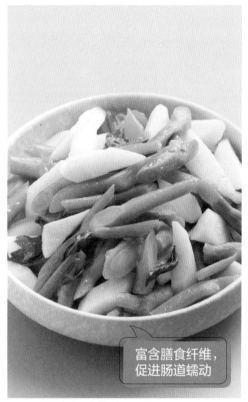

富含膳食纤维，促进肠道蠕动

手撕圆白菜

材料／圆白菜 300 克。

调料／生抽、蒜粒、葱丝、盐各适量。

做法

1. 圆白菜洗净，用手撕成片。

2. 锅中放油烧热，下葱丝、蒜粒煸出香味，放入圆白菜片，炒软后加盐和生抽，翻炒均匀即可出锅。

山药炒芥蓝

材料／山药 300 克，芥蓝 200 克。

调料／盐适量。

做法

1. 山药洗净，去皮，斜切小块；芥蓝洗净，斜刀切成段。

2. 烧开水，把芥蓝段、山药块放入沸水中焯熟，捞出备用。

3. 起锅烧油，倒入焯好的山药块和芥蓝段，出锅前加入少许盐，翻炒均匀即可。

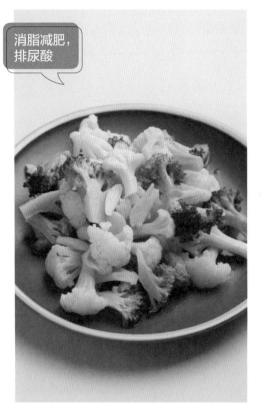

消脂减肥，
排尿酸

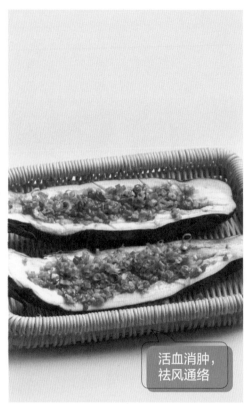

活血消肿，
祛风通络

双色菜花

材料╱西蓝花、菜花各 200 克。

调料╱蒜片、盐各适量。

做法

1 西蓝花和菜花洗净，掰成小朵，放入锅中焯水，捞出过凉备用。

2 锅中放油烧热，加蒜片爆香，放入焯好的西蓝花和菜花，加盐，翻炒均匀即可。

蒜蓉蒸茄子

材料╱茄子 400 克。

调料╱盐、葱花、蒜末、红椒丁各适量。

做法

1 将茄子洗净，从中间剖开，放入盘中。

2 锅内倒油烧热，放蒜末、红椒丁、葱花爆香，加入盐调味制成料汁。

3 将爆香的料汁浇在茄子上，放入蒸笼，大火蒸 10 分钟后取出即可。

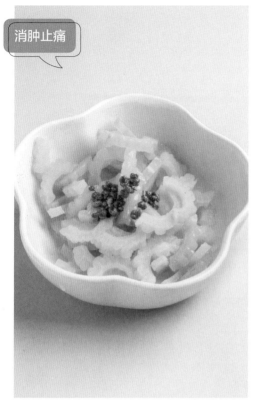

消肿止痛

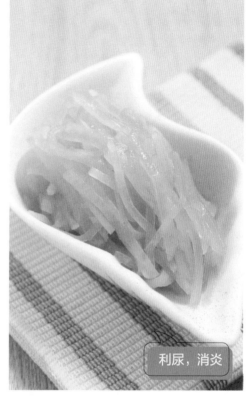

利尿，消炎

凉拌苦瓜

材料／苦瓜 300 克。

调料／盐、花椒、醋各适量，香油少许。

做法

1 苦瓜洗净，去子，切片，放凉白开中泡 10 分钟，捞出，焯熟，沥干。

2 锅置火上，放油烧热，放入花椒爆香，将炸好的花椒油淋在焯好的苦瓜片上，加盐、香油、醋拌匀即可。

凉拌莴笋丝

材料／莴笋 400 克。

调料／醋 10 克，盐、白糖、香油各少许。

做法

1 莴笋去叶，削去皮，切成细丝。

2 将莴笋丝放入容器中，放入盐、白糖、醋、香油拌匀即可。

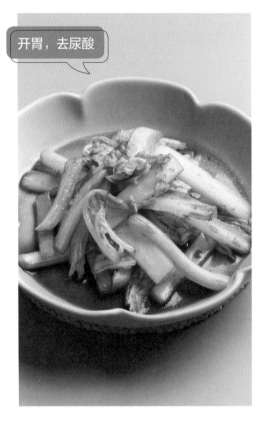

开胃，去尿酸

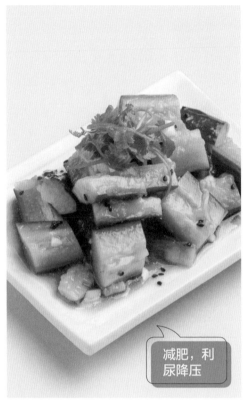

减肥，利尿降压

醋熘白菜

材料／白菜 200 克。

调料／醋 8 克，盐 2 克，葱花、花椒各适量。

做法

1 白菜洗净，切段。

2 锅内倒油烧热，下花椒、葱花炸至表面变黑，捞出，放白菜段翻炒至熟，出锅前加醋、盐调味即可。

拍黄瓜

材料／黄瓜 200 克，黑芝麻少许。

调料／盐、蒜末、醋、香菜末各适量，香油 3 克。

做法

1 黄瓜洗净，用刀拍至微碎，切成块状。

2 黄瓜块置于盘中，加盐、蒜末、醋、香菜末和香油，撒入黑芝麻，拌匀即可。

肉蛋奶，通盘考虑剔除不必要脂肪

在痛风患者的食谱中，主食和蔬菜在质和量上占了"大半江山"，它们虽有嘌呤低等诸多好处，但优质蛋白质含量明显不足。人体保持健康离不开蛋白质的参与，除急性发作期需要严格忌口，痛风患者平时是可以吃肉的，没有肾功能不全的痛风患者每天可以摄入约 50 克肉类。

根据嘌呤含量采取不同的策略

动物性食物，也就是平时所说的肉、蛋、奶等，能为人体提供优质蛋白质。痛风患者在选择这类食物时，要通盘考虑，从宏观上权衡利弊。对待不同类型的动物性食物，策略也不一样。

第一类，低嘌呤（小于 25 毫克 /100 克可食部）动物性食物。如鸡蛋、动物血制品、牛奶及奶制品都属于此类。每天的食谱应围绕这些食物多下功夫。一般来说，痛风患者每餐蛋白质量为一掌心大小，其厚度应与掌心厚度相当。另外，还要每天摄入 300～500 毫升牛奶或相当奶制品。

第二类，中嘌呤（25～150 毫克 /100 克可食部）动物性食物。一般禽畜肉类和大部分淡水鱼都属于此类。在痛风缓解期，可以适当吃这类食物。只要控制食用量，所含嘌呤对人体的影响是很小的。

第三类，高嘌呤（大于 150 毫克 /100 克可食部）动物性食物。动物内脏和大部分海鲜都属于此类。除了少数痛风长期缓解、血尿酸正常的患者能稍微吃点此类食物解解馋，绝大部分痛风患者是不能吃这类食物的。

控尿酸
自我管理这样做

动物性食物一般不仅嘌呤含量较高，脂肪含量也较高，就连看起来最瘦的猪里脊肉，其中也含有 20% 左右的脂肪。痛风患者需要限制热量和脂肪的摄入，在烹调中，就要想法为这些肉类做做"减法"，让它们的脂肪变少，最起码也要保证不做"加法"。

1. 在制作肉类菜肴时，可以先把肉焯一下，捞出，洗净，再制作各种菜，不仅能去除一部分嘌呤，也能减少脂肪含量。

2. 用烤箱烧烤肉类，不用放油，就能把其本身含有的油脂烤出来，减脂又美味。需注意，不能用炭烤方式。

3. 对于大部分鱼类用清蒸的方法，不用额外放油，也不用过多的调料，能保留鱼本身的鲜味。

4. 鸡蛋蒸、煮着吃，简单省事，不用额外放油，能最大限度保留鸡蛋中的营养成分。

特效降尿酸食谱推荐

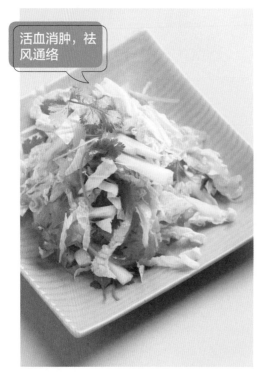

活血消肿，祛风通络

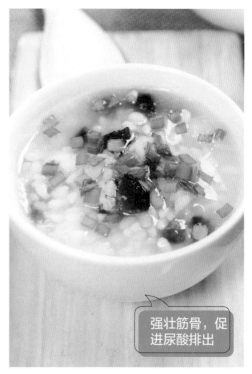

强壮筋骨，促进尿酸排出

白菜拌海蜇皮

材料／海蜇皮 150 克，白菜 200 克。

调料／香菜段、蒜泥、醋、盐、香油各适量。

做法

1 将海蜇皮反复冲洗干净，浸泡 4～6 小时，中间换水 2～3 次，泡好后将海蜇皮焯水，切丝；白菜洗净，切丝。

2 将海蜇皮丝、白菜丝、盐、醋、蒜泥、香油和香菜段拌匀即可。

韭菜海参粥

材料／水发海参 100 克，韭菜 50 克，大米 60 克。

调料／盐、香油各适量。

做法

1 大米淘洗干净；水发海参冲净，切丁；韭菜洗净，切碎。

2 汤锅至火上，倒入大米和适量清水，大火烧开，转小火煮成米粒熟烂的稀粥。

3 加海参丁煮 5 分钟，加韭菜碎搅拌均匀，加盐调味，淋上香油即可。

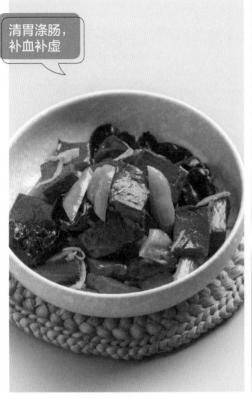

清胃涤肠，
补血补虚

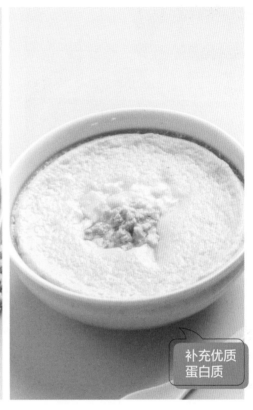

补充优质
蛋白质

木耳炒猪血

材料／猪血 300 克，柿子椒、水发木耳
各 80 克。

调料／葱段、姜丝、盐、醋各适量。

做法

1 柿子椒洗净，切片；水发木耳洗净，
撕小朵；猪血洗净，切片。

2 锅里倒入适量油，烧热后加入姜丝和
柿子椒片煸炒片刻，加入木耳、猪血
片炒熟，再加入葱段、盐和醋调味
即可。

肉末蒸蛋

材料／猪瘦肉 40 克，鸡蛋 2 个。

调料／葱末、姜末、生抽、盐各适量。

做法

1 猪瘦肉洗净，剁成肉末，放入碗中，
放入除盐外的所有调料腌一会儿。

2 鸡蛋打入另一个碗中，加入适量清水
打散。

3 将腌好的肉末加入鸡蛋液中，搅拌均
匀，放入蒸锅中隔水蒸 15 分钟即可。

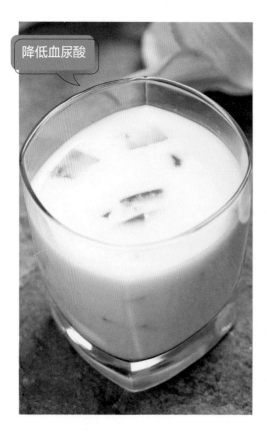

降低血尿酸

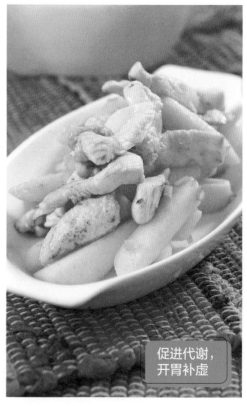

促进代谢，
开胃补虚

木瓜鲜奶露

材料／木瓜 200 克，鲜牛奶 250 毫升。

调料／冰糖 1 克。

做法

1 木瓜洗净，去皮及子，切块。

2 锅中加适量清水、冰糖和木瓜块，中火一同煮。

3 木瓜煮 3 分钟后盛入碗中，加入牛奶，搅拌均匀即可。

苹果炒鸡柳

材料／苹果、鸡胸肉各 100 克。

调料／水淀粉 10 克，姜丝、葱花、料酒、盐各适量。

做法

1 苹果洗净，去皮除核，切条；鸡胸肉洗净，切丝，用料酒和水淀粉抓匀，腌渍 15 分钟。

2 炒锅置火上，倒入适量植物油，待油烧至七成热时放葱花、姜丝炒香，放入鸡丝煸熟。

3 倒入苹果条翻炒 1 分钟，用盐调味即可。

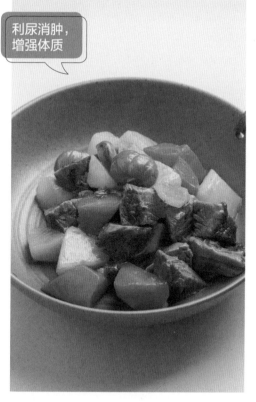
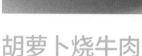

利尿消肿，
增强体质

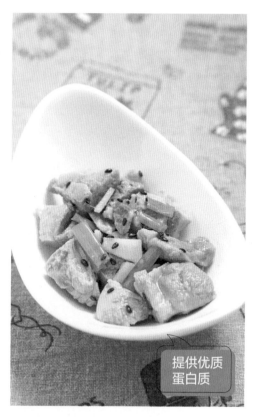

提供优质
蛋白质

胡萝卜烧牛肉

材料／牛肉 200 克，白萝卜、胡萝卜各
100 克，熟板栗 30 克。

调料／葱段、姜片、酱油、料酒、盐各
适量。

做法

1 将白萝卜和胡萝卜洗净，去皮，切成
块；牛肉洗净，切块，焯至七成熟，
捞出；熟板栗去壳去皮。

2 锅烧热放油，将葱段、姜片爆香，放
牛肉块、水、酱油、料酒，用大火烧
开，放白萝卜块、胡萝卜块，煮至变
软后加盐，放入熟板栗，大火收汁
即可。

芝麻兔肉

材料／黑芝麻 10 克，兔肉 200 克。

调料／香油 2 克，葱段、姜片、盐各适量。

做法

1 黑芝麻洗净，炒香备用；兔肉去皮，
洗净，放入锅内，加适量水烧开。

2 放入葱段、姜片，焯去血水，撇沫，
捞出兔肉。

3 锅内再放入清水，放兔肉用小火煮 1
小时，捞出凉凉，剁块装盘。

4 碗内放香油、盐调匀，边搅边撒入黑
芝麻，最后浇在兔肉上即可。

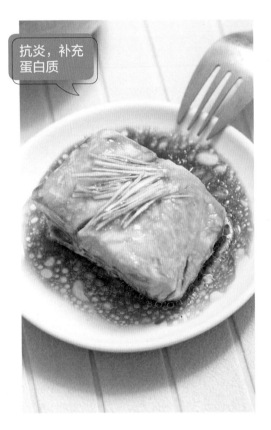

抗炎，补充
蛋白质

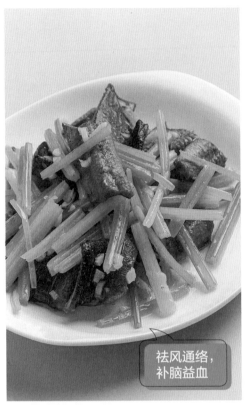

祛风通络，
补脑益血

清蒸三文鱼

材料╱净三文鱼 300 克。

调料╱蚝油 5 克，葱丝、姜丝、盐、料
酒各适量。

做法

1 三文鱼洗净，用葱丝、姜丝、料酒和
盐腌制 30 分钟；蚝油加少许水，调
成蚝油汁。

2 三文鱼装盘，放入蒸笼蒸 15 分钟，
淋入蚝油汁即可。

鳝鱼芹菜

材料╱净鳝鱼 150 克，芹菜 250 克。

调料╱葱末、姜末、蒜末、盐、酱油各
适量。

做法

1 芹菜洗净，切段；鳝鱼洗净后切段，
焯水后捞出备用。

2 锅内放油烧热，放姜末、蒜末、葱末
炒香，倒入鳝鱼段翻炒至七成熟，放
芹菜段炒熟，加酱油、盐炒匀即可。

水果，选高钾、低果糖

水果能补充机体所需要的营养，如提供丰富的维生素C及矿物质，还能促进尿酸排出体外，这对痛风患者是大有裨益的。

适当选一些高钾水果

钾有助于尿酸排出体外。除了蔬菜外，水果也是钾的良好来源。一些水果中的含钾量完全可以和蔬菜相媲美。下面列举几种常见的高钾水果。香蕉每100克含钾量为256毫克；杏子每100克含钾量为226毫克；桃子每100克含钾量为166毫克；哈密瓜每100克含钾量为190毫克。

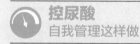

控尿酸
自我管理这样做

有些人非常爱喝果汁，并且认为不放糖的鲜榨果汁是纯天然的，所以可以多喝。这是不正确的。喝鲜榨果汁很容易摄入过量的水果，会造成热量超标。所以，我们并不提倡痛风患者经常饮用果汁。爱喝果汁的朋友不妨把纯果汁改成蔬果汁，可以用各种水果配合一些蔬菜，如番茄、黄瓜、生菜、紫甘蓝、胡萝卜、芹菜、苦瓜、南瓜等来榨汁，既满足了口味，又对健康大有益处。

水果含果糖，别放开肚皮吃

水果虽然嘌呤含量低，但是痛风患者不宜过量食用，原因有两点：

（1）有的水果果糖含量高，如果在短时间内大量摄入，在人体分解过程中会促进内源性尿酸的合成，诱发痛风。

（2）果糖其代谢方式和葡萄糖不同，过量食用会增加脂肪合成，影响嘌呤代谢，成为诱发痛风的重要因素。

选用级别	每100克水果中含糖量	水果举例
推荐选用	< 10 克	西瓜、橙子、柚子、柠檬、桃、李子、枇杷、菠萝、草莓、蓝莓、橘子、苹果、梨、香蕉、哈密瓜等
慎重选用	10~20 克	石榴、甜瓜、樱桃、猕猴桃、杏、荔枝、芒果等
不宜选用	> 20 克	柿子、玫瑰香葡萄、冬枣、黄桃、桂圆等

一般推荐成人每天吃200~350克水果，痛风患者可以在此范围内选择低糖，特别是低果糖水果。

特效降尿酸食谱推荐

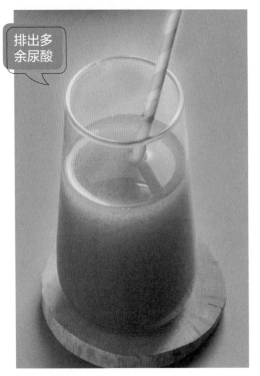

排出多余尿酸

柚子黄瓜汁

材料／黄瓜 2 根，柚子 100 克。

做法

1 黄瓜洗净，切丁；柚子洗净，去皮除子，切片。

2 将黄瓜丁和柚子片放进榨汁机里榨成汁即可。

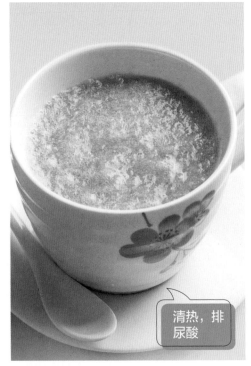

清热，排尿酸

胡萝卜梨汁

材料／胡萝卜 100 克，雪梨 200 克。

做法

1 胡萝卜洗净，切小段；雪梨洗净，去皮、核，切块。

2 将切好的食材一起倒入全自动豆浆机中，加入适量凉白开，按下"果蔬汁"键，搅打均匀后倒入杯中即可。

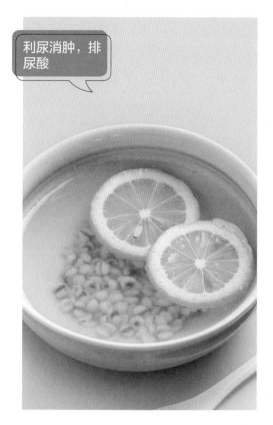

利尿消肿，排尿酸

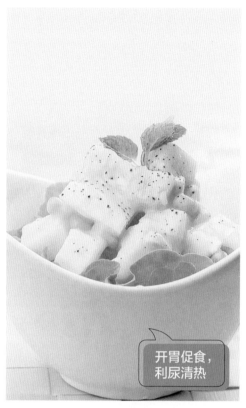

开胃促食，利尿清热

薏米柠檬水

材料／薏米 40 克，柠檬片适量。

做法

1 薏米洗净，浸泡 4 小时，倒入锅中煮开，转小火熬制 1.5 小时，至汤微混浊，米汤即为薏米水。

2 把薏米水倒碗中，凉凉后放入切好的柠檬片即可。

玉米苹果沙拉

材料／苹果、甜玉米粒各 100 克，柠檬 15 克，酸奶 30 克。

调料／盐、白胡椒粉、黑胡椒碎各 2 克。

做法

1 柠檬挤汁；将苹果洗净，去皮、核，切成丁，放入加盐和柠檬汁的冰水中浸泡 3~5 分钟，沥干备用；甜玉米粒煮熟，捞出。

2 将苹果丁、甜玉米粒放入碗中，加入酸奶，加调料调味即可。

坚果，换着吃更营养

坚果不光富含不饱和脂肪酸，钾、镁、锌等对人体有益的矿物质含量也很高，是非常有营养的食品，尤其适合作为两餐间的加餐食用，能够迅速补充体能，均衡人体的营养摄入。

食用坚果不能过量，每天吃 30 克就行

坚果本身的脂肪含量很高，所以不宜采用油炸的加工方式，选择水煮或者干炒都比较好。坚果一次性摄入过多，会影响尿酸的排泄。

每天吃多少合适

名称	食用量
核桃	2~3 个
瓜子	20~25 克
栗子	4~5 个
大杏仁	10~15 个
松子	10 克
开心果	10 克
榛子	10 克

注：参考《中国居民膳食指南（2016）》

需要注意的是，这是针对正常人的推荐方案。对于痛风患者来说，因为要控制热量及脂肪摄入量，所以应根据自身情况减量。另外，如果食用了坚果，要相应减少主食或油脂的摄入。

控尿酸
自我管理这样做

1 各种坚果的营养成分是不同的，各有各的特点，所以在对坚果的选择上应该换着花样吃。

2 坚果应饭前吃。因为吃完饭处于饱腹状态，再吃坚果或其他零食，食物摄入容易超量。

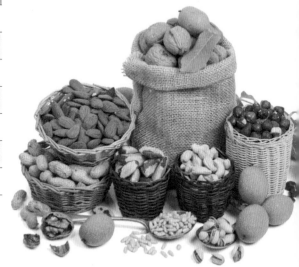

特效降尿酸食谱推荐

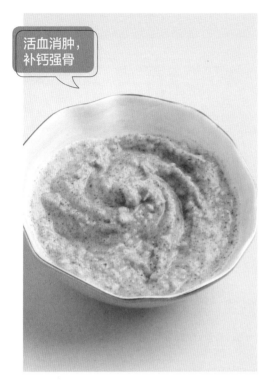

活血消肿，补钙强骨

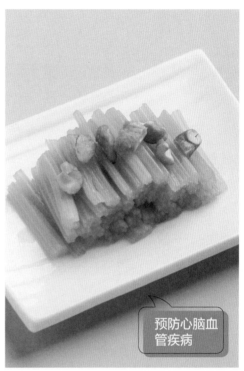

预防心脑血管疾病

芝麻山药泥

材料／山药 300 克，黑芝麻 30 克，牛奶适量。

调料／白糖 3 克。

做法

1 黑芝麻炒熟，用料理机打成粉；山药洗净，放锅中隔水蒸熟。

2 山药蒸熟后，去皮，用勺子压碎成泥。

3 加入牛奶、白糖、黑芝麻粉，朝一个方向拌匀即可。

腰果拌西芹

材料／腰果 30 克，西芹 300 克。

调料／香油 1 克，盐少许。

做法

1 西芹洗净，切段，焯烫 10 秒，捞出备用；腰果烤熟，备用。

2 将西芹段和盐、香油拌匀，撒上腰果即可。

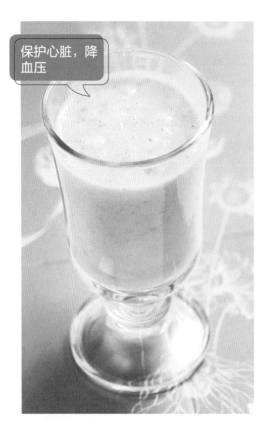

保护心脏，降血压

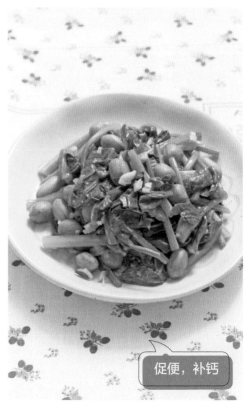

促便，补钙

草莓杏仁奶

材料／草莓 100 克，杏仁 20 克，牛奶
　　　100 毫升。

做法

1 草莓洗净，切块；杏仁洗净，切碎。

2 将备好的材料一起放入果汁机中，搅
　打均匀即可。

花生拌菠菜

材料／菠菜 250 克，煮熟的花生米 50 克。

调料／姜末、蒜末、盐、醋各 3 克，香
　　　油少许。

做法

1 菠菜洗净，焯熟捞出，过凉，切段。

2 将菠菜段、花生米、姜末、蒜末、盐、
　醋、香油拌匀即可。

轻松制订个性专属食谱——减脂降尿酸

如何制订"我的营养热量"计划

算适合自己的热量标准

摄入热量 = 标准体重 × 实际活动强度下每千克体重所需的热量

标准体重（千克）= 身高（厘米）-105

中国成年人身体质量指数标准
消瘦：<18.5
正常：18.5~23.9
超重：24~27.9
肥胖：≥28

判定消瘦还是肥胖
BMI（身体质量指数）= 现有体重（千克）÷[身高（米）]²

- **轻体力劳动：**以站着或少量走动为主的工作，如教师、办公室工作者等。
- **中等体力劳动：**如学生的日常活动等。
- **重体力劳动：**如体育运动，非机械化的装卸、伐木、采矿、砸石等劳动。

成年人热量供给标准（单位：千卡/千克）

劳动强度	消瘦	正常	超重或肥胖
轻体力劳动	35	30	20~25
中等体力劳动	40	35	30
重体力劳动	40~45	40	35

以办公室员工王先生为例，来教大家计算自己的热量需求。

案例：王先生，54岁的痛风患者，身高170厘米，体重70千克。

办公室员工标准体重 = 170（厘米）-105 = 65千克

BMI = 70（千克）÷[1.7（米）]² = 24.2，属超重

办公室员工属于轻体力劳动，按照成年人热量供给标准，王先生应摄入（20~25）千卡/千克热量。

王先生每日所需总热量=65×（20~25）= 1300~1625千卡。

怎样计算食物热量

（1）首先需要准备一个食物秤。将一天里进食的食物都做一个称重登记。

（2）下载一个运动健康小程序（如薄荷健康），输入食物名称、重量，就可估算出相应的热量、蛋白质、脂肪、碳水化合物。简单步骤如下：

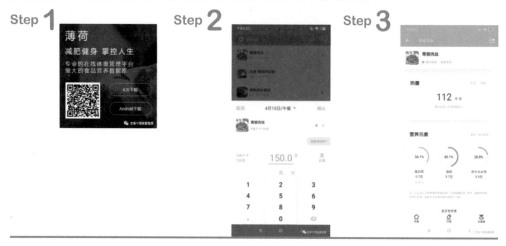

例如：王先生一日三餐记录如下，包括名称、重量，通过查找薄荷健康软件，将各食物的热量及三大营养素分别算出，结果王先生一天的食物摄入热量是 1445 千卡，其中碳水化合物 224 克，蛋白质 79.7 克，脂肪 46.6 克。

	饭菜名称	重量 （克）	热量 （千卡）	碳水化合物 （克）	蛋白质 （克）	脂肪 （克）	膳食纤维 （克）
早餐	馒头	120	268	56.4	8.4	1.3	1.6
	牛奶	250	135	8.5	7.5	8	0
	鸡蛋	70	101	2	9	6	0
午餐	手撕圆白菜	200	60	10.8	3.6	0.5	0.2
	米饭	150	174	39	4	0.5	0.5
	青椒肉丝	150	168	8.9	14.6	8.6	0
	梨	205	105	26.2	0.6	0.2	5.2
晚餐	南瓜薏米饭	150	319	66.6	9.7	2.1	0.5
	滑炒鸡丁	150	284	5.6	22.3	19.4	0.3
小计		1445	1614	224	79.7	46.6	8.3

安排一天的食物热量及营养素

从前文得知王先生从事办公室接待工作，为轻体力劳动者，身高170厘米，体重为70千克，如按照每天每千克体重补充25千卡热量计算，他每日所需的热量则为1445千卡。

三大营养素根据热量占比计算需求量

按照碳水化合物需占总热量的60%计算，王先生每天所摄入的碳水化合物应提供1445×60%=867(千卡)的热量，而每克碳水化合物大约提供4千卡的热量，则全天碳水化合物需要量为217克（1445×60%÷4）。

按照蛋白质提供15%热量计算，每克蛋白质提供4千卡热量，则每天所需的蛋白质量约为54克（1445×15%÷4）。

按脂肪占总热量的25%计算，每克脂肪提供9千卡热量，则全日脂肪需要量约为40克（1445×25%÷9）。

因此，患者全天所需的三大营养素为碳水化合物217克、蛋白质54克、脂肪40克。

需要说明的是，上面计算出来的碳水化合物、脂肪、蛋白质等营养物质指的是"生重"，而平时我们吃的食物重量，则指的是"湿重"，二者重量的概念并不完全一致。通常，100克主食中碳水化合物大约占其重量的80%，即80克；而100克牛肉或者鸡蛋中所含的蛋白质大约为食物重量的10%，即10克。因此，痛风患者在计算每天所需的三大营养素时，也要考虑以上因素。

控尿酸
自我管理这样做

处于急性痛风期的患者，总热量的需求应根据理想体重计算，通常不超过每日（25～30）千卡/千克。对于痛风并发肥胖等症，应通过限制每天摄入热能的方法来减轻体重。体重偏重者的理想体重应是低于标准的10%～15%。不过，在通过控制热量以达到减肥目的的过程中，应注意循序渐进，切忌减重过快。因为减重过快可促进脂肪分解，易诱发痛风急性发作。

敲黑板
张奉春有话说

每日所摄入的热量与体重关系密切

临床经验表明，成年痛风患者若属于肥胖者，即超过标准体重30%～50%。超重率=[（实际体重－理想体重）/（理想体重）]×100%。每日摄入总热量超过1312千卡，体重则很难下降。因此，肥胖痛风患者应遵从循序渐进的减肥方法，在实际体重摄入热量的基础上，第一个月保持每日摄入总热量减少300千卡，一个月至少减少9000千卡，按1千克脂肪=7700千卡，可以达到每月减肥1.2千克的目的。

一日三餐的营养餐盘计划

早餐——营养全、易吸收

很多上班族因为早晨时间紧张，不吃早餐或凑合着吃早餐，这对控制尿酸非常不利，同时还会降低上午的学习或工作效率。

定时吃早餐

早餐应安排在早晨 6:30～8:30，避免早餐吃得过晚而影响吃午餐。

定量吃早餐

早餐不宜吃得过少，早餐提供的热量应占全天总热量的 30% 左右。如果痛风患者的全天主食量为 250 克，早餐的主食量应为 50 克。

合理搭配早餐

早餐中蛋白质、脂肪和碳水化合物的供能比例接近 3∶2∶5，能很好地创造因碳水化合物供能不足而产生的热量缺口，同时又利用了蛋白质和脂肪维持进餐 2 小时后身体耗能需求。

控尿酸
自我管理这样做

早餐应包括主食（谷类）、适量优质蛋白食物（肉、蛋、奶、大豆制品）、蔬菜，还要做到凉热搭配、干稀搭配。

以一位每日需要 1500 千卡热量的痛风患者为例。早餐：一杯鲜牛奶（250 毫升）+ 两片全麦面包（标准粉 25 克）+ 一份拌芹菜（芹菜 50 克）+ 一个煮鸡蛋（鸡蛋 50 克）。

建议的几种自由组合：

早餐主食： 烤馍片、饼干、麻酱花卷、葱花卷、肉包子、素包子、小烧饼、面包、蔬菜三明治等。

早餐副食： 煮鸡蛋、豆腐脑、拌豆腐干、拌韭菜、炝芹菜、拌生菜、拌胡萝卜丝、拌黄瓜、拌绿豆芽等。

汤粥饮品类： 纯牛奶、麦片粥、豆浆、酸奶等。

种类应多样

一份优质的早餐应包括谷类、动物性食物（肉、蛋、奶及奶制品）、蔬菜和水果等四类食物。如果只包括了其中三类，早餐的营养较充足；如果只包括其中两类或以下，则早餐的营养不充足。

午餐——热量足、代谢快

午餐在一日三餐中起着承上启下的作用，从早餐中获得的热量和营养不断被消耗，需要进行及时补充，为下午的工作或学习提供热量。将就着吃午餐，或以水果、酸奶代替午餐，这样做对控制尿酸非常不利。

午餐要定时定量

午餐应安排在 11:30~12:30。一日三餐的两餐间隔以 4~6 小时为宜。午餐所用时间以 30 分钟为宜。进餐时间过短，不利于消化液的分泌及消化液和食物的充分混合，影响食物的消化，容易引起肠胃不适；进餐时间太长，会不断地摄取食物，导致食物摄取过量。三餐应定量，不宜饥一顿饱一顿。午餐提供的热量应占全天总热量的 30%~40%。

种类应多样

一般上班族订午餐要考虑一下自己早餐吃了什么，晚餐准备吃什么，尽量避免点早餐吃过的食物和晚餐准备吃的食物。想一想肉、蛋、奶、蔬菜、水果还有哪些没吃到，尽量在一天之内把这几类食物都吃全。《中国居民膳食指南（2016）》建议平均每天不重复的食物种类数达到 12 种以上，烹调油和调味品不计算在内。按照一日三餐食物品种数的分配，午餐至少摄入 4 个品种。

多吃蔬菜，增加饱腹感

冬瓜、黄瓜、番茄、莴笋等富含水分、热量很低、有利尿作用的食物不用限量。绿叶蔬菜虽然嘌呤含量高于冬瓜、黄瓜，鉴于其极高的营养价值，痛风患者亦应足量摄取。绿叶蔬菜能提升饱腹感，每天摄入 300 克以上对控制体重很有帮助。如果采用煮、焯等方式，可进一步降低其嘌呤含量。对涩味蔬菜来说，还能大幅度降低其草酸含量，避免草酸干扰尿酸排泄。

控尿酸
自我管理这样做

午餐饮食：一荤一素、一菇一豆、一谷一汤。推荐几种自由组合：

1. **午餐主食：**二米饭、臊子面、炸酱面、刀削面、馒头、花卷、羊肉抓饭、牛腩咖喱饭、什锦炒饭、水饺、蒸饺等。

2. **午餐副食：**肉末炒双花、苦瓜炒肉丝、鸡腿菇炒青菜、香菇烧菜心、芹菜胡萝卜炒肉丝、番茄炒茄子、青椒炒鸡蛋等。

3. **午餐汤类：**青菜豆腐汤、白萝卜牛肉汤、海带排骨汤、番茄鸡蛋汤等。

晚餐——饱腹感强、好消化

晚餐与第二天早餐间隔时间很长，所提供的热量应能满足晚间活动和夜间睡眠的需要，所以晚餐在一日三餐中也占有重要地位。

晚餐不能过晚

晚餐应安排在18：00~19：00。

晚餐不宜过饱

晚餐提供的热量应占全天总热量的30%左右，如果晚餐摄入食物过多，血尿酸的浓度就会增高，从而增加肾脏代谢负担。另外，过多脂肪储存在体内，会使体重逐渐增加导致肥胖。

每餐不要完全吃饱，更不能吃撑，最好在感觉还欠几口的时候就放下筷子。

晚餐需要补充蔬菜和杂粮

在外工作一天，很难吃到粗粮豆类和薯类，晚餐应把这些食材补齐，晚餐谷类食物应在125克左右，可选择富含膳食纤维的食物，如糙米、全麦食物，这类食物既能增加饱腹感，又能促进肠胃蠕动。另外，可选择50克动物性食品，150克蔬菜，100克水果。

晚餐不宜油腻、高热量

晚餐过于丰盛、油腻，会延长消化时间，影响睡眠质量。研究表明，经常在晚餐时进食大量高脂肪和高蛋白食物，会增加患冠心病、高血压等疾病的危险。

 控尿酸
自我管理这样做

晚餐饮食原则：吃得素，吃得少，吃得早（晚7点前吃完）。推荐几种自由组合：

1　**晚餐主食：**素抓饭、杂粮馒头、花卷、菜团子、饼、青菜面、水饺、素包子、二米饭等。

2　**晚餐副食：**炝菠菜、拌黄瓜、拌白菜海带丝、拌青笋丝、蒜蓉苋菜、炒绿豆芽、炒双花、蒸茄子等。

3　**晚餐汤类：**小米粥、黑米粥、绿豆百合粥、五谷豆浆、蔬菜汤等。

全天不同热量带量食谱举例

1400 ~ 1500 千卡全天带量食谱

早餐 共 379 千卡

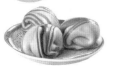
花卷 100 克
211 千卡

鸡蛋 1 个
（约 60 克）
80 千卡

豆浆 250 克
35 千卡

凉拌苋菜
（苋菜 150 克，
白芝麻少许）
53 千卡

午餐 共 620 千卡

二米粥
（大米 30 克，
玉米 35 克）
226 千卡

烙饼 50 克
128 千卡

凉拌笋丁
（莴笋 194 克，
植物油 4 克）
53 千卡

肉丝炒黄瓜
（猪瘦肉 100 克，黄
瓜、胡萝卜各 50
克，植物油 4 克）
213 千卡

晚餐 共 442 千卡

玉米绿豆饭
（大米 100 克，绿
豆、鲜玉米各 30 克）
139 千卡

牛奶
320 毫升
173 千卡

百合南瓜
（南瓜 300 克，
鲜百合 60 克）
56 千卡

番茄菜花
（番茄、菜花各 100
克，植物油 3 克）
74 千卡

合计：早、中、晚餐的热量相加，即为一天的热量，为 1440 千卡

1500 ～ 1600 千卡全天带量食谱

早餐 共 455 千卡

牛奶 250 毫升
135 千卡

鹌鹑蛋 3 个（30 克）
42 千卡

柚子 50 克
21 千卡

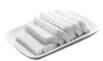

玉米面发糕
（玉米面 25 克，
面粉 50 克）
257 千卡

上午加餐 共 21 千卡

番茄 1 个（约 110 克）

午餐 共 648 千卡

红豆饭
（红豆 25 克，
大米 75 克）
332 千卡

炝炒西蓝花
（西蓝花 250 克，
植物油 4 克）
119 千卡

肉炒胡萝卜丝
（猪瘦肉 100 克，胡萝卜
50 克，植物油 4 克）
197 千卡

晚餐 共 404 千卡

南瓜馒头
（面粉 90 克，
南瓜 100 克）
288 千卡

白菜拌海蜇皮
（海蜇皮 50 克，
白菜 100 克）
30 千卡

丝瓜魔芋汤
（丝瓜 300 克，魔芋豆
腐、绿豆芽各 100 克）
32 千卡

洋葱炒木耳
（水发木耳 150 克，
洋葱 300 克）
54 千卡

睡前加餐 共 54 千卡

牛奶 1 杯（100 毫升）

合计：一日三餐与 2 次加餐的热量相加，即一天的热量为 1582 千卡

1600 ～ 1700 千卡全天带量食谱

早餐 共 433 千卡

全麦面包
70 克（熟重）
172 千卡

生菜沙拉
（生菜 100 克，番茄块、黄瓜片各 50 克，
柿子椒丝、红椒丝各 30 克）
165 千卡

肉末蒸蛋
（猪瘦肉 30 克，
鸡蛋 1 个）
96 千卡

上午加餐 共 15 千卡

黄瓜 1 根（约 200 克）

午餐 共 452 千卡

二米饭
（大米、小米各 50 克）
233 千卡

胡萝卜梨汁
（胡萝卜 50 克，
雪梨 100 克）
68 千卡

番茄炖牛腩
（牛腩 200 克，
番茄 300 克）
98 千卡

炒苋菜
（苋菜 450 克）
53 千卡

下午加餐 共 217 千卡

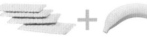

苏打饼干 20 克，香蕉 1 根（约 150 克）

晚餐 共 439 千卡

南瓜粥
（大米 30 克，
南瓜 100 克）
126 千卡

玉米苹果沙拉
（苹果、玉米粒各 100 克，
柠檬半个，酸奶少许）
111 千卡

黑芝麻拌菠菜
（菠菜 200 克，熟黑芝麻
10 克，香油 2 克）
119 千卡

炝炒芦笋
（芦笋 200 克，
植物油 5 克）
83 千卡

睡前加餐 共 54 千卡

牛奶 1 杯（100 毫升）

合计：全天热量相加约为 1610 千卡

烹调、搭配小窍门，减嘌呤，吃得好

宜选用蒸、煮、凉拌的烹调方式

为了少油少盐、增加维生素、减少嘌呤摄入量，痛风患者的饮食建议多采用凉拌、清蒸、白煮等烹饪方法。

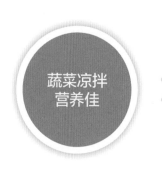

蔬菜凉拌营养佳

蔬菜中含有丰富的膳食纤维和维生素 C，有助于调节体内尿酸水平。为了保持蔬菜中的营养，烹煮方式应尽量用凉拌，不要放太多油。

制作凉拌菜，焯水时应掌握以下要点：

（1）叶类蔬菜应先焯水再切，以免营养成分损失过多。

（2）焯水时应水宽火旺，以便投入原料后能及时开锅；焯制绿叶蔬菜时，应略滚即捞出。

鱼应该以清蒸为好，因为烹调温度较低，能很好地保证鱼肉中的蛋白质和脂肪不被破坏。

要想蒸出美味，需要掌握两个诀窍：一是火候，二是时间。一般来讲，鸡蛋羹、双皮奶用中火蒸，能避免出现蜂窝状的情况，口感更滑爽。造型类菜品为了保持造型，也需要用中火。除此以外的其他食材和菜式都应该用大火，鱼虾蒸熟需5~10分钟。

鱼、蛋类以清蒸为好

肉类白煮原汁原味

白煮的作用在于保持菜的原味，去掉多余油脂和嘌呤。不能在煮肉时加入酱油，以免摄入过多的盐分。肉类白煮后去汤沥干，再加调味汁蘸吃，或者夹在馒头（或烧饼）中食用。

巧吃肉，这样吃解馋又放心

"痛风患者要少吃肉"好像已成为"痛一族"的共识。但有的患者在控制饮食时，因为痛怕了，"少吃肉"往往就变成了"不吃肉"。事实上，只要把握以下几点，痛风患者也能放心吃肉。

吃肉要"回锅"

因为嘌呤易溶于水，肉类经过水煮或焯水后，嘌呤多已溶解到汤汁中，而肉中本身的嘌呤含量则大为减少。也就是说，痛风患者吃肉时可以将肉先用水煮一遍，弃汤后再进一步配菜烹调食用。

但是，由于"回锅肉"仍属于高蛋白质、高热量食物，因此痛风患者在选择肉类时要尽量选择精瘦肉，并且要控制量。另外，避免吃卤肉或慢火炖肉。

吃肉认准白肉

建议痛风患者尽量选去皮禽肉，次选红肉，更有利于控制体重和血脂。也可以选择嘌呤含量少的鱼虾类。总量不超过一个鸡蛋大小。

肉类的部位选择有讲究

相对于禁忌种类繁多的肉类而言，猪血、猪瘦肉中所含的嘌呤相对较少，可以适当多吃一点。

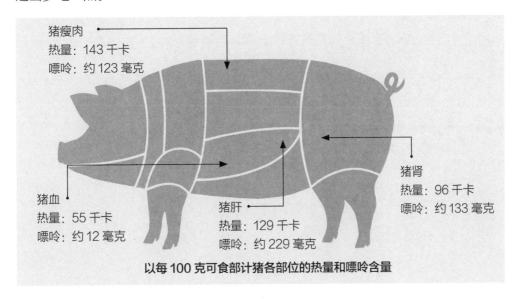

猪瘦肉
热量：143 千卡
嘌呤：约 123 毫克

猪肾
热量：96 千卡
嘌呤：约 133 毫克

猪血
热量：55 千卡
嘌呤：约 12 毫克

猪肝
热量：129 千卡
嘌呤：约 229 毫克

以每 100 克可食部计猪各部位的热量和嘌呤含量

用豆制品替代一部分鱼、肉

如果身体正处在发作期时不能吃肉、大豆及豆制品，缓解期可以用豆制品替代一部分鱼和肉，以提供优质蛋白质。

植物蛋白能降尿酸

研究发现，植物蛋白有降低发生高尿酸血症危险的作用。在豆类食物中，嘌呤含量从高到低依次为：黄豆、五香豆腐干、豆皮、油豆腐、豆腐干、豆腐、豆芽、豆浆。

黄豆属于嘌呤含量比较高的食物，但黄豆制成豆腐、豆腐干的过程中大量嘌呤会随之流失，所以，豆制品中的嘌呤含量相对较少。建议痛风患者选择豆制品的顺序是：豆浆→豆腐→豆腐干→整粒豆，摄入量也应按顺序逐渐减少。

豆制品怎么吃

建议痛风患者适量吃豆制品，是指用其替代鱼、肉、蛋类食品，蛋白质和嘌呤总量不能增加，不能在吃鱼、肉、蛋之外再加豆制品。比如，在痛风缓解期喝一杯豆浆、吃点豆腐是没有问题的，但是注意在喝豆浆、吃豆腐的同时，要相应减少鱼、肉、蛋的摄入量。

注意，如果早上喝豆浆，其他豆制品食用量还要略减。另外，少吃仿肉豆制品，不吃油炸、卤制豆制品小零食。

《中国居民膳食指南（2016）》建议每人每日摄入 30～50 克大豆或相当量的豆制品，而痛风患者食用大豆的量要限制在每日 30 克之内。

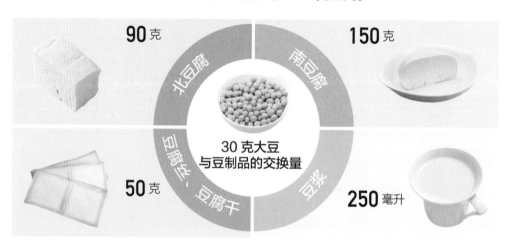

90克 北豆腐
150克 南豆腐
50克 豆腐丝·豆腐干
250毫升 豆浆
30 克大豆与豆制品的交换量

周餐单推荐，
让不同阶段均衡营养变简单

痛风发作期低脂、低嘌呤，增强基础代谢

周一

早餐　红薯南瓜馒头（红薯、南瓜、面粉各50克），牛奶小米粥（小米20克，牛奶300毫升），凉拌黄瓜（黄瓜200克），西葫芦炒鸡蛋（西葫芦100克，鸡蛋1个）

午餐　二米饭（大米、小米各25克），洋葱炒土豆（洋葱100克，土豆150克），蒜香茼蒿（大蒜20克，茼蒿100克），手撕圆白菜（圆白菜200克）

加餐　薏米莲子雪梨汤（薏米、莲子各10克，雪梨50克）

晚餐　菠菜鸡蛋面（菠菜30克，面粉50克，鸡蛋1个），蒜蓉冬瓜（冬瓜200克，大蒜20克），山药炒芥蓝（山药200克，芥蓝100克）

周二

早餐　牛奶燕麦粥（牛奶200毫升，燕麦30克），蔬菜玉米饼（鸡蛋1个，玉米面粉、胡萝卜各50克），凉拌三丝（土豆、白菜、柿子椒各50克）

午餐　彩椒拌面（面条50克，彩椒30克），芹菜炒土豆（芹菜100克，土豆150克），紫甘蓝拌豆芽（紫甘蓝150克，绿豆芽、柿子椒各50克）

加餐　薏米柠檬水（薏米30克，柠檬10克）

晚餐　二米饭（大米、小米各25克），番茄炒鸡蛋（鸡蛋2个，番茄200克），凉拌苦瓜（苦瓜100克），蒜蓉茄子（茄子200克）

周三

早餐　莲子薏米粥（莲子10克，薏米20克，大米30克），牛奶馒头（牛奶150毫升，面粉50克），凉拌素三丝（黄瓜、白菜、胡萝卜各100克）

午餐　二米饭（大米、小米各25克），土豆炖萝卜（土豆150克，青萝卜50克），葱油萝卜丝（白萝卜300克，葱丝20克）

加餐　苹果白菜柠檬汁（苹果150克，白菜心100克，柠檬25克）

晚餐　红薯粥（红薯50克，大米25克），洋葱炒鸡蛋（洋葱200克，鸡蛋2个），凉拌苋菜（苋菜100克），青椒炒圆白菜（柿子椒100克，圆白菜150克）

周四	早餐	蒸红薯(红薯200克),牛奶小米粥(牛奶300毫升,小米30克),鸡蛋羹(鸡蛋2个),腰果拌西芹(腰果10克,西芹100克)
	午餐	双色花卷(南瓜、面粉各50克),玉米汁(玉米150克),青椒炒山药(柿子椒200克,山药100克),凉拌白菜心(白菜100克、胡萝卜30克)
	加餐	哈密瓜果蔬饮(哈密瓜150克,橙子、青菜各100克)
	晚餐	二米饭(大米、小米各25克),番茄炒茄丁(番茄100克,茄子150克),黄瓜鸡蛋汤(黄瓜100克,鸡蛋1个)
周五	早餐	牛奶燕麦粥(牛奶300毫升,燕麦30克),鸡蛋土豆三明治(鸡蛋1个,土豆50克,全麦面包2片),双色菜花(西蓝花、菜花各100克)
	午餐	紫薯花卷(紫薯、面粉各50克),多彩蔬菜羹(油麦菜50克,胡萝卜30克,彩椒20克),凉拌苦瓜(苦瓜300克)
	加餐	薏米柠檬水(薏米40克,柠檬10克)
	晚餐	绿豆百合粥(大米25克,百合、绿豆各10克),蔬菜玉米饼(鸡蛋1个,玉米、面粉、胡萝卜各50克),凉拌三丝(土豆、白菜、柿子椒各50克),黄瓜炒鸡蛋(黄瓜100克,鸡蛋1个)
周六	早餐	山药八宝粥(山药50克,大米30克,薏米、绿豆、莲子各10克),蒜蓉西蓝花(西蓝花200克,大蒜20克),麻酱馒头(芝麻酱30克,面粉50克)
	午餐	南瓜薏米饭(薏米20克,南瓜、大米各50克),番茄炒茄丁(番茄100克,茄子150克),萝卜汤(白萝卜100克)
	加餐	水果捞(橙子、苹果各30克,酸奶200克)
	晚餐	二米饭(大米、小米各25克),百合蒸南瓜(百合10克,南瓜150克),素炒芹菜(芹菜100克),丝瓜鸡蛋汤(丝瓜100克,鸡蛋1个)
周日	早餐	山药粥(山药50克,大米30克),醋熘土豆丝(土豆丝200克),南瓜花卷(南瓜100克,面粉50克)
	午餐	豆角焖面(豆角150克,面粉50克),凉拌彩椒(柿子椒、红甜椒各50克),蒜蓉冬瓜(冬瓜300克,大蒜20克)
	加餐	牛奶杏仁露(牛奶300毫升,杏仁10克)
	晚餐	番茄鸡蛋面(鸡蛋1个,番茄、面粉各50克),蒜蓉空心菜(空心菜200克),紫甘蓝拌豆芽(紫甘蓝150克,绿豆芽50克,柿子椒100克)

痛风缓解期平衡膳食，提升免疫力

周一

早餐　南瓜馒头（南瓜 100 克，面粉 50 克），凉拌三丝（土豆、胡萝卜、柿子椒各 50 克），牛奶燕麦粥（牛奶 200 毫升，燕麦 20 克）

午餐　二米饭（大米、小米各 25 克），羊肉炖萝卜（羊肉 50 克，白萝卜 200 克），腰果拌西芹（腰果 30 克，西芹 200 克），番茄茄丁（番茄、茄子各 100 克）

加餐　苹果玉米沙拉（苹果 50 克，玉米 30 克）

晚餐　油菜面（面粉 50 克，油菜 100 克），丝瓜炒鸡蛋（丝瓜 100 克，鸡蛋 2 个），苦瓜炒鸡片（苦瓜 100 克，鸡胸肉 50 克），白菜拌海蜇皮（海蜇皮 50 克，白菜 200 克）

周二

早餐　鸡蛋土豆三明治（鸡蛋 1 个，土豆 50 克，全麦面包 2 片），牛奶小米粥（牛奶 100 毫升，小米 30 克），双色菜花（西蓝花、菜花各 100 克）

午餐　红豆玉米饭（红豆、玉米各 20 克，大米 50 克），瘦肉炒圆白菜（猪瘦肉 50 克，圆白菜 100 克），凉拌莴笋胡萝卜（莴笋 100 克，胡萝卜 150 克）

加餐　坚果（核桃 2 个，大杏仁 10 克）

晚餐　小米百合粥（小米 25 克、百合 10 克），玉米面发糕（玉米面 75 克），清蒸鲈鱼（鲈鱼 50 克）

周三

早餐　菠菜猪肝粥（大米、菠菜各 20 克，猪肝 30 克），茄子馅包子（面粉 120 克，茄子 100 克），蒜香海带丝（海带 100 克，胡萝卜 30 克）

午餐　二米饭（大米、小米各 25 克），苹果炒鸡柳（苹果、鸡胸肉各 100 克），土豆片炒青椒（土豆 150 克，柿子椒 100 克），肉丝冬瓜汤（猪瘦肉 50 克，冬瓜 100 克）

加餐　杏仁牛奶（杏仁 10 克，牛奶 200 毫升）

晚餐　玉米粥（玉米、大米各 25 克），洋葱炒鸡蛋（洋葱 100 克，鸡蛋 1 个），百合蒸南瓜（百合 10 克，南瓜 100 克）

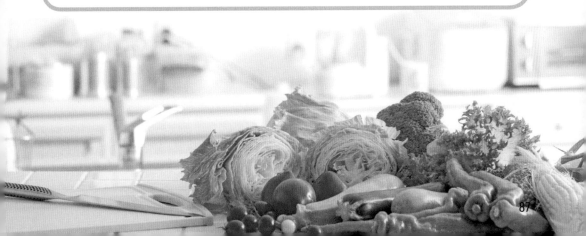

周四	早餐	小白菜清汤面（小白菜 20 克，面粉 50 克），肉末蒸蛋（肉末 10 克，鸡蛋 1 个），凉拌爽耳（干木耳、干银耳各 10 克），清蒸草鱼（草鱼 50 克）
	午餐	什锦饭（大米、小米各 25 克，甜豌豆、牛肉碎各 30 克，胡萝卜丁 20 克），蔬菜沙拉（生菜 30 克，苦菊 10 克，黄瓜、紫甘蓝各 20 克，黑芝麻 5 克），番茄烧牛肉（番茄 200 克，牛瘦肉 50 克）
	加餐	水果捞（橙子、香蕉、草莓各 20 克，酸奶 100 克）
	晚餐	蔬菜玉米饼（玉米、面粉、韭菜、胡萝卜各 50 克，鸡蛋 1 个），蒜泥茄子（大蒜 30 克，茄子 100 克），冬瓜鹌鹑蛋汤（冬瓜 100 克，鹌鹑蛋 3 个）

周五	早餐	猪肉韭菜饺子（猪瘦肉 50 克，韭菜、面粉各 100 克），小油菜汤（小油菜 100 克），木瓜鲜奶露（木瓜 200 克，牛奶 250 毫升）
	午餐	二米饭（大米、小米各 25 克），醋熘白菜（白菜 200 克），青椒炒鸡蛋（柿子椒 200 克，鸡蛋 2 个），牛肉炖土豆（牛肉 50 克，土豆 100 克）
	加餐	橙子（100 克）
	晚餐	绿豆百合粥（大米 50 克，百合 10 克，绿豆 20 克），双色花卷（南瓜、面粉各 50 克），凉拌鸡丝（鸡胸肉、柿子椒各 50 克），蒜蓉苋菜（大蒜 10 克，苋菜 200 克）

周六	早餐	燕麦牛奶粥（燕麦 20 克，牛奶 250 毫升），双色花卷（南瓜、面粉各 50 克），腰果拌西芹（腰果 10 克，西芹 100 克）
	午餐	鸡丝汤面（面粉 100 克，鸡胸肉 50 克），青椒炒莴笋丝（柿子椒、莴笋各 50 克），木耳炒猪血（猪血 300 克，柿子椒、水发木耳各 100 克）
	加餐	柚子（100 克）
	晚餐	绿豆米饭（绿豆 20 克，大米 50 克），菠菜拌藕丝（菠菜、莲藕各 50 克），瘦肉瓜片（猪瘦肉 100 克，黄瓜 200 克）

周日	早餐	红薯玉米粥（红薯、玉米糙各 25 克），肉末鸡蛋羹（鸡蛋 1 个，肉末 10 克），花生拌菠菜（菠菜 200 克，花生米 50 克）
	午餐	二米饭（大米、小米各 25 克），红烧鲤鱼（鲤鱼 100 克），冬瓜薏米海带汤（冬瓜 150 克，水发海带 50 克，薏米 20 克），双色菜花（西蓝花、菜花各 100 克）
	加餐	核桃牛奶露（核桃 10 克，牛奶 300 毫升）
	晚餐	小米面发糕（小米面 50 克），香菇炒油菜（香菇 50 克，油菜 200 克），山药炖鸡块（山药 200 克，鸡腿肉 50 克），凉拌萝卜丝（白萝卜 100 克，胡萝卜 50 克）

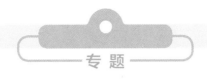

痛风患者在外就餐的饮食攻略

在外就餐油多，盐多，热量大，食材杂，嘌呤含量也不确定。但只要在点菜时做到以下几点，也能吃得更健康。

控制饭菜的量

外出就餐时，首先要注意的是饭菜的量。上菜时，要在脑海中比较这些菜的分量和平时家里餐桌上菜的分量，如果比平时的分量足，就少吃些，也可选择把剩下的打包回去，这样也不浪费。

留心食材的选择

观察完饭菜的量后，需要留心的是食材的选择，按照嘌呤含量对常见的食物进行归类，注意遵照以下原则：亲近低嘌呤，适量中嘌呤，远离高嘌呤。

假"素菜"最好少点

点菜时可以嘱咐厨师尽量少放油和盐。油炸、香煎、干锅类的假"素菜"，如干煸豆角、地三鲜、茄子煲等，往往都洗过"油锅澡"，维生素、蛋白质等营养素被大量破坏，最好少点。

敲黑板
张奉春有话说

点菜的注意事项

1. 当心高糖食物，高糖会影响嘌呤代谢，成为诱发痛风发作的重要因素。
2. 菜品不是食材本身的颜色则应慎重购买或食用。
3. 点餐时尽量选那些一看菜名就能了解食材用料的菜。如果选"蚂蚁上树"这类食材隐晦的菜时，要问清菜肴的食材组成，做到心中有数，尽量控制嘌呤的摄入。

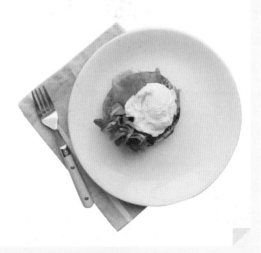

各种快餐

优点：

就餐迅速，无须刷洗，甚至无须预订。

缺点：

选择少，口味单一。洋快餐油炸食品多，中式快餐脂肪比例高。某些拉面式快餐油略少一点，但食材单调，汤里盐多。咖啡店套餐通常肉过多，分量偏大，吃不到足够的蔬菜水果，膳食纤维严重不足。

更营养的建议：

1　尽量少选煎炸食品，要分量较小的套餐，饮料选择豆浆、牛奶和红茶，不要点甜饮料。

2　选中式快餐时，要配一些凉拌蔬菜和杂粮粥。比如菜肉包子＋玉米糊＋花生拌菠菜的组合就比较合理。

餐厅拼餐

优点：

选择多，几个人一起吃饭可以多要几个菜，食材丰富，符合多样化的要求。如果菜谱合理，可以拼出相对合理的菜肴搭配。

缺点：

菜肴可能偏咸、偏油腻；众口难调。

更营养的建议：

1　多点凉菜和蒸煮炖菜，少点炒菜，不点油炸菜（比如干煸类，餐馆很多"干煸"其实都是油炸）。因为中餐厅的凉菜有很多少油品种，如大拌菜、大丰收、花生拌菠菜之类，能提供多种蔬菜，而清蒸类、白灼类等菜品也比较清淡。

2　如果四个人点四个菜，以冷热两个蔬菜、一个冷荤、一个炖煮荤素搭配菜为好。

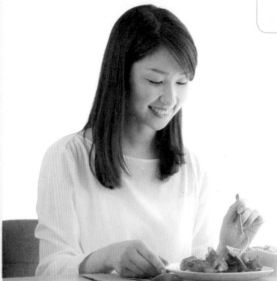

PART 3

开启"战略性休息"
行动，降脂排尿酸

运动对于痛风是把"双刃剑"

剧烈运动不利于尿酸排出

适度的运动有助于降尿酸，能改善痛风患者的机体代谢能力和水平，控糖调压，减轻体重，这些会使肾脏代谢尿酸的能力增强，间接降低血尿酸水平。但是运动过量，会发生痛风性关节炎的急性发作或者加重病情。

（1）剧烈运动时，机体耗氧量增加，因此生成的嘌呤更多，尿酸也随之增多。

（2）剧烈运动出汗较多，排尿相对较少，尿酸随尿液排出减少，同时代谢产物乳酸会堆积在体内，使得尿酸不易排出，导致尿酸升高。

（3）剧烈运动容易引起疲劳、关节损害，导致尿酸盐脱落，这也是痛风性关节炎的重要诱因。

典型案例

韩先生，69岁，在30岁时发现脚踝出现红肿热痛，走不了路，去医院检查确诊为痛风。刚开始，他觉得反正疼，不运动最好，但没想到不运动，痛风发作更频繁了。后来他开始加强运动，每天走6公里，但一段时间后，运动过量导致痛风疼痛更加难忍。运动也疼，不运动也疼，韩先生很矛盾。

对于痛风患者来说，运动是把"双刃剑"。如果运动量少，尿酸代谢慢可能诱发痛风，而运动过量导致乳酸大量堆积，乳酸会抑制尿酸的排出，也有可能诱发痛风。所以运动不足或过量，对痛风患者都是"雪上加霜"。

但适当的锻炼能够帮助排泄尿酸。通过运动控制体重，也有利于将血尿酸控制在理想水平，减少痛风的发作次数。

所以，运动对痛风患者来说是必要的，但把握好"度"很重要。

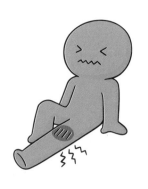

自我判断运动是否剧烈

在运动过程中保持适中的运动量很重要，衡量方法有以下几点：

（1）运动过程中稍稍出汗，轻度呼吸加快，但不影响正常对话。

（2）运动结束后，心率可在5~10分钟之内恢复正常。

（3）运动后身体轻松愉快，没有持续的疲劳感或者其他不适感，即便出现疲乏倦怠或肌肉酸痛，也可在短时间内消失。

（4）运动后食欲和睡眠良好。如果运动后，休息10~20分钟心率仍不能恢复正常，出现疲劳、心慌、食欲减退、睡眠不佳等情况，则为运动量过大，应该酌情减少运动量；反之在运动中可以自如唱歌，运动后身体无发热感、没有出汗，心率无变化或者在2分钟内迅速恢复，则表示运动量不足，可适度增加。

运动强度	自我感觉	运动形式
低	运动中能轻松自如地谈话、唱歌；心跳、呼吸没什么变化，不出汗	家务劳动、侍弄花草、提笼遛鸟、散步、钓鱼等
中	需用力但仍可以在活动时轻松讲话	快走、休闲游泳、慢跑等
高	需要更用力，心跳更快，呼吸急促，流汗多（多属于剧烈运动）	长跑、快速蹬车、比赛训练或重体力活动（如举重、搬重物）等

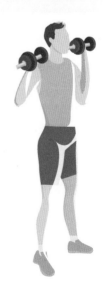

小贴士

出汗多不等于运动效果好

一般来讲，出汗多少与自然环境、气温环境、个人体质以及运动前的饮水量有关，因此，出汗多少并不是衡量运动量的主要因素。大汗淋漓并不能表示运动量达标，而微微出汗也不代表运动量不够。运动的关键在于坚持，长期坚持才能收效明显。

痛风运动计划的制订

生命在于运动，运动有利于健康。而对于痛风患者来说，运动可不是那么简单的事情。那痛风患者应该如何运动呢？运动计划又该如何制订呢？

制订运动计划应考虑运动方式、运动强度、运动时间、运动频率等方面。

运动方式的选择

强度低、有节奏、不中断但持续时间长的有氧运动是痛风患者的最佳选择。

适合痛风患者的有氧运动项目很多，例如快走、匀速慢跑、原地节奏跑、太极拳、健身气功、广播操、健美操、医疗体操、跳舞、踢毽子、跳绳、游泳、非对抗性的打乒乓球等。

不宜选择快跑、足球、篮球、溜冰、登山等剧烈运动项目及长时间俯卧撑等加强腹肌和背部运动的项目等。应该根据个人身体条件、体力和耐力情况及个人的喜好选择运动方式。

运动强度的衡量

如何衡量运动强度呢？最常用的运动强度的计算方法是运动心率比最大运动心率的百分比，通常将运动强度分为高强度、中等强度和低强度 3 级。

高强度	中等强度	低强度
>最大心率的 80%	60%~70% 最大心率	<最大心率的 60%

其中，最大心率 =220- 年龄，如年龄为 40 岁，最大心率为 220-40=180 次 / 分，中等强度的运动，心率在 180×（60%~70%）=108~126 次 / 分，是最合适的。

对于不同年龄段、不同运动倾向的人，可以根据运动后的脉搏次数标准做参考。具体见下表：

年龄段	平时不运动者	常运动者
20~39 岁	110 次 / 分左右	120~125 次 / 分
40~59 岁	100 次 / 分左右	110~115 次 / 分
60~69 岁	90 次 / 分左右	100 次 / 分
70 岁以上	根据实际情况，尽量做些简单、较平静的运动，如太极拳、散步等	

最佳运动时间

清晨起床时，人体肌肉、关节及内脏功能低下，不能很快适应运动，此时锻炼容易造成急、慢性损伤。同时，一夜睡眠未曾进食、喝水，血液浓缩，如活动出汗失水，血液会更为黏稠，有诱发心脏病和脑卒中的危险。最好选择在午睡后至晚饭前这段时间运动。

运动频率

由于有氧运动的时间较长，可以采用运动 3 天休息一天或运动 2 天休息一天的方式。运动周期以 4~8 周为一个阶段。同时根据身体状况或医生建议进行频度的调整。

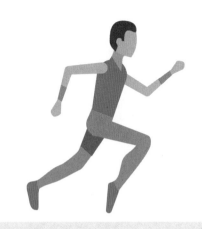

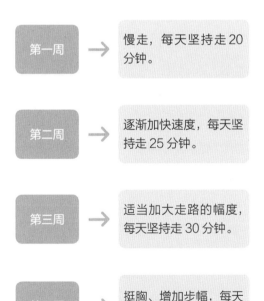

第一周 →	慢走，每天坚持走 20 分钟。
第二周 →	逐渐加快速度，每天坚持走 25 分钟。
第三周 →	适当加大走路的幅度，每天坚持走 30 分钟。
第四周 →	挺胸、增加步幅，每天坚持走 35~40 分钟。

控尿酸
自我管理这样做

担心没有时间运动，下面的小建议可以让你每天都抽出很多时间来"活动一下筋骨"。

上下班路上

每天吃完早饭，提前 15 分钟出门，不急着坐车上班，先慢慢走 10 分钟，让身体活动活动，既锻炼了身体，还能给一天带来好心情；下班回家路上，少坐一站地，步行回家，在路上享受散步的好时光，何乐而不为呢？

上班休息的空余

上班累了，空余时间起来简单地摇摇头、耸耸肩、扭扭腰、踢踢腿、转转脚腕等，让紧张的情绪得到放松，更有利于集中精神投入工作。

看电视的时候

边看电视边吃饭，是导致肥胖的一个危险因素，所以看电视时不要吃饭。而边看电视边扭扭腰、伸伸胳膊、做做下蹲，怡情又健身！

掌握运动小细节，
好身体动出来

做到这三点，运动更有效

开始锻炼前先做身体检查

在运动前，应接受专科医生指导，先做有关检查，这是很重要的。不检查、不尊重医生的意见，随意运动，不仅不能防治疾病、增强体质，反而会影响身体健康。

开始锻炼前要进行一次彻底的身体检查，包括血压、血脂、血糖、心脏、肾功能等。运动前应对自己的体质状况有所了解，如通过心电图能检测出心律失常、心肌梗死等显性的、处在发病期的心脏疾病。做运动平板试验能观察心脏是否存在隐患，以判断心功能是否适合运动。

即使已有痛风石，只要表面皮肤没有破溃，肾功能良好，没有明显心血管合并症，关节功能正常，也可进行身体锻炼。

骨密度检测可测定骨钙含量，诊断骨质疏松，预测骨折阈值，医生据此可认定被检测者是否适宜强度较大的健身运动。

热身运动提高适应性

运动前要进行适量的热身运动，其目的在于通过较为缓慢的、渐进的方式，逐步增加运动强度，以提高心血管系统对运动的适应性，帮助改善关节、韧带、肌肉的柔韧性，避免肌肉和韧带拉伤等问题的发生。

热身活动因人而异，患者可以根据自己的情况选择喜欢的方式作为热身，如伸展腰背、踢踢腿、慢走一会儿等，一般要持续5~10分钟。

> **小贴士**
>
> **热身重点**
>
> 热身要占运动总时间的10%~20%。
>
> 假如你打算做1小时的有氧运动，那么热身时间应该在6~12分钟。

运动中及时补水

运动医学研究发现：为防止运动脱水，在运动前、运动中和运动后都需要适量饮水，即少量多次，每次补充100～200毫升水，一小口一小口地喝。白开水通常是最好的选择。在运动中、运动后喝水前，提倡先用水漱漱口，润湿口腔和咽喉。

注意：运动时，一口气喝下大量的水，这样做对身体是有害的。因为水分会很快被吸收到组织细胞内，使细胞水肿，造成"水中毒"。另外，短时间内补入大量液体，会加重心脏、肾脏等器官的负担。

运动后适当调整再休息

运动后马上坐下来，这样不仅不能尽快恢复身体功能，反而会对身体产生不良影响。当人体突然停止运动时，静脉血管失去了骨骼肌的节律性收缩作用，血液会因重力作用滞留在人体的下肢静脉血管中，从而导致回心血量减少，心脏排出量下降，会出现脑部暂时性缺血，引发心慌气短、头晕眼花、面色苍白甚至休克昏倒等症状。因此运动后不宜马上坐下来休息，而应适当做一些整理活动，慢慢地停下来。

整理活动内容大致有四类：一是1～2分钟的缓步步行；二是下肢柔软体操和全身的伸展体操；三是下肢肌肉群的按摩或用自我抖动肌肉的动作放松；四是呼吸练习（腹式呼吸）。

**R̶x 特殊人群的
运动处方**

特殊人群，比如有痛风、冠心病、高血压、糖尿病等慢性病的人，需要按照运动处方去锻炼。制订运动处方的程序：
1. 明确运动的目的。
2. 一般的医学检查，对个体的身体素质和疾病状态进行评价。
3. 对运动中的心血管反应进行观察。
4. 了解感兴趣的运动方式。
5. 制订合理的运动方案。

小贴士

保持定期体检的好习惯

定期体检可以得知身体是否存在不适合运动的危险因素。另外，也可以知道自己对运动的适应情况，及时调整运动量和运动强度。

哪些痛风患者不宜运动

1

风湿性心脏病患者的运动要根据心脏受累的心功能程度决定，已经出现心力衰竭者不宜运动。

2

高血压和脑血管疾病患者，当血压超过180/110mmHg（毫米汞柱）时，应禁止运动，若通过服用降压药后血压下降了，可考虑轻度运动。

3

心肌炎和感冒患者（感冒后容易诱发心肌炎，因此不宜在感冒后剧烈运动）。

4

有冠心病家族史与严重心律失常者。

5

血糖不稳定的糖尿病患者。血糖控制不佳，明显低血糖或血糖波动较大者，应暂缓运动。比如空腹血糖 15.7 毫摩 / 升，应该先用降糖药降糖，等把血糖控制平稳后，再进行运动。

6

急性痛风性关节炎患者。痛风性关节炎急性期应卧床休息，将痛肢用被褥等垫起，采取舒适体位，以减轻疼痛。但需经常变换体位，以免局部皮肤受压，造成废用性肌肉萎缩及关节功能减退。

小贴士

运动别忘监测血压

痛风合并高血压者应严密监测血压，当血压升高时，适当服用降压药，如果血压不稳定，暂不要锻炼，待血压稳定后再锻炼。运动时，切忌做鼓劲憋气、快速旋转、剧烈用力和深度低头的动作，以免引发脑血管意外。

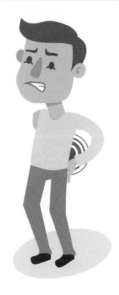

怎样才能保护关节不受损

由于尿酸结晶易在关节沉积，一旦运动不当，受累关节就会出现剧烈疼痛，随后发热、肿胀、变红，并有明显压痛。所以，痛风患者应学会保护关节，从小运动量开始锻炼。

哪些运动利于保护关节

强度小、节奏慢、关节负荷小、呼吸平缓的一般运动，如散步、太极拳、自编体操、游泳等，这些运动有助于保护关节，对痛风患者很合适，尤其是心功能不好的痛风患者。做这些运动应循序渐进，可从散步开始，逐步过渡到做操等。

容易坚持的小运动

加班没时间、活动没场地……其实，你可以将运动融入日常的工作、生活中，选择简便易学、便于坚持的项目。有意识地增加日常活动，比如站立、走路等这些很容易做到的"运动"，更容易坚持下去。

你可以利用站立、走路等来锻炼：打电话或看电视时将坐姿改为站姿，时间不固定，但一定要站起来；纸巾、遥控器、手机等物品有意放到离自己稍远的地方，需要的时候走过去拿而不是放在伸手就能够到的地方。

小运动也有大作用。只要养成运动习惯，哪怕再小的改变，对身体也是有益的。

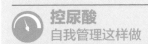

控尿酸
自我管理这样做

运动要循序渐进、逐步提高，不能急于求成，必须一点一点逐步增加运动量。

无论是正常人还是慢性病患者，每天运动的时间都是有一定限度的，需要根据个人具体情况制订不同的计划，并不是一味追求运动时间越长越好。

什么限度合适呢？首先要因人而异，老年人和年轻人的运动时间肯定不同。而且运动的开始阶段不能操之过急，要逐步增加运动量和运动时间，使机体的心血管和呼吸功能以及肌肉组织等有个逐渐适应的过程。

劳逸结合、动静结合，更能事半功倍

一直做单一的运动会导致热量消耗的"经济化"，让运动效果贬值。

避免热量消耗经济化

既然运动对增强自愈力有好处，那有人就说了，我喜欢慢跑或快走，然后就长年累月地选择慢跑或者一直坚持快走，从来不换项目。这么做难道不对吗？答案是不科学。这又如何理解呢？

这里面有一个运动消耗问题——运动的热量消耗经济化。

"热量消耗经济化"是指在长期坚持一种运动方式的情况下，身体对此项运动会产生熟悉感，从而会自然地减少运动热量的消耗，产生一些不明显、无形的"节省"，而这种节省对于想要达到健身、提高免疫力的人来说，无疑会大打折扣。

不同运动相互搭配，提高体适能

所以，不能长期只做一项运动，而要根据自身的条件以及周围的环境，把多项运动结合起来，这能够减少锻炼带来的适应性。而且不同的运动方式相互配合，或者选择运动一段时间后更换另一种运动项目，会给身体不同的刺激，提高身体的体适能。

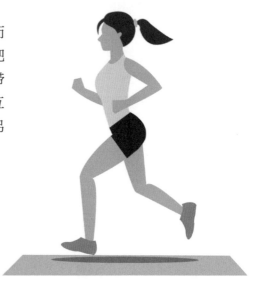

控尿酸的"运动处方"，适合自己才是最好的

运动核心目标，燃脂降尿酸

痛风可以发生在任何人身上，但胖人得病的概率更高。因为肥胖会引起内分泌系统紊乱，嘌呤代谢加速也可能导致血尿酸浓度增高，约有 50% 的痛风患者超过理想体重 15%。所以，肥胖是痛风的危险因素之一，减肥是治疗痛风的基础。

有氧运动帮你燃烧脂肪

运动分为有氧运动和无氧运动，其中有氧运动是预防多种疾病的首选，它有持续时间长、能增加耐力、脂肪消耗多、不积累疲劳的特点，常见的快走、慢跑、游泳、骑自行车、跳舞、太极拳等，都属于有氧运动。

运动后，人会出汗，口渴，饮水量增加，从而有利于尿酸的排泄，防止尿酸升高

运动可以帮助缓解关节和肌肉的不适，防止尿酸在关节沉积

运动是减肥的绝佳选择，而肥胖是痛风的因素之一

适量的运动能够增加骨密度，预防骨骼疾病

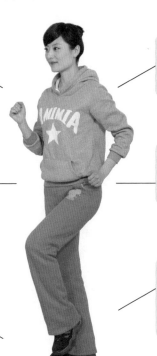

运动能够提高身体的防病能力，促进新陈代谢

不良的情绪也可以诱发急性痛风性关节炎，运动能够让心情放松，起到"精神疗法"的效果

有氧运动减肥的几个小细节

有氧运动能充分燃烧体内脂肪，并不断输送氧分到身体各部位，是一种效果出众的减肥方法。在利用有氧运动进行减肥时需要注意以下几点：

运动减肥因人而异

肥胖类型	典型表现	有氧运动选择
苹果形肥胖	脂肪主要堆积在腹部，其突出表现就是"大肚子"	长时间持续的有氧运动，如慢走、骑自行车、游泳等，都比较适合。每次运动时间不低于 30 分钟，要注意保证运动没有间断，这样才能有效地消耗堆积在腹部的脂肪。运动强度也很有讲究，在运动中稍有急促喘气、心跳加快、微微出汗，运动过后感觉全身轻松、精力充沛，是最适合的
梨形肥胖	臀部和大腿肥胖	要先去医院检查肥胖是否由疾病引起的，只有排除了病理的原因，才能自己进行运动减肥。生理原因造成的梨形肥胖者的运动量和运动强度要小一些

锻炼时间要固定

每周进行固定锻炼，每次锻炼尽可能安排在同一时间，这样可以使你养成良好的锻炼习惯，有助于身体内脏器官形成条件反射。

锻炼要见效，心率先达标

为了安全和简便起见，中老年或慢性病人群，靶心率控制在（170- 年龄）~（180- 年龄）次 / 分。当然，确定靶心率还应该根据具体情况灵活运用，不同时期的健康状态、环境、季节、心情等，对选择运动量会产生一定的影响。

减肥速度以每月 2~4 千克为宜

减肥太快易反弹，还不利于身体健康。《中国居民膳食指南（2016）》中建议：减肥速度以每月 2~4 千克为宜。

喜欢的运动 +"零碎运动"运动处方

运动时间安排：每天累计 60~90 分钟中等强度有氧运动，每周运动 5~7 天；肌肉锻炼隔天进行，每次 10~20 分钟。

饮食配合：提高蛋白质和膳食纤维的摄入，降低碳水化合物的摄入，控制脂肪的摄入。

建议：运动达到一定的强度和一定的时间，更能燃烧脂肪。对于每天拿不出足够时间运动的肥胖者，随时随地运动，也有燃脂的效果。

用代谢当量法来监测有氧运动的强度

代谢当量是表达各种活动相对能量代谢水平的指标，不仅可以评价心肺功能，还能反映运动强度，计算运动消耗。

人在静坐时的代谢强度为 1MET，设定为标准值。根据 MET 的大小，可以将运动进行强度分类：

MET 值	运动强度
< 3MET	低强度活动
3~6MET	中等强度活动
6~9MET	高强度活动
> 9MET	极高强度活动

常见运动的代谢当量，可以参考下表：

活动		MET
低强度活动 ≤ 3	睡眠	0.9
	看电视	1.0
	打牌	1.5~2.0
	写作，桌面工作，打字	1.8
	步行（2.7 千米 / 时），在平地上缓慢走	2.3
	步行（4 千米 / 时），散步	2.9
中等强度活动 3~6	慢速骑行（在固定自行车上，50 瓦特）	3.0
	步行（4.8 千米 / 时）	3.3
	柔软体操，家务	3.5
	步行（5.5 千米 / 时），中速	3.6
	正常骑行（16 千米 / 时）	4.0
	乒乓球	4.5
	游泳（慢速）	4.5
	慢速骑行（在固定自行车上，100 瓦特）	5.5
	羽毛球	5.5

活动		MET
高强度活动 ＞6	有氧舞蹈	6
	游泳（快）	7.0
	较高强度的身体训练（俯卧撑、开合跳）	8.0
	慢跑（9.7 千米／时）	10.2
	跳绳	12.0

如何用代谢当量来计算热量消耗

1 梅脱（MET）=3.5 毫升/（千克·分）=1 千卡/（千克·小时）=0.0167 千卡/（千克·分），即 1MET 等于每千克体重、每分钟摄取 3.5 毫升的氧量，相当于每小时每千克体重消耗 1 千卡的热量。

举例来说：

示例一：体重 50 千克，运动强度 3MET，运动时间 20 分钟。消耗热量为 50×3×20×0.0167=50 千卡，也就是说，体重 50 千克的人做了 20 分钟的低强度活动，消耗了 50 千卡。

示例二：体重 50 千克，运动消耗了 100 千卡，运动时间半小时。运动强度 =100/（50×30×0.0167）=4MET，也就是说，在这 30 分钟的时间里，此人的平均运动强度为 4MET，属于中低强度运动。

示例三：运动消耗了 100 千卡，运动强度为 10MET，运动时间为 10 分钟。此人体重 =100/（10×10×0.0167）=60 千克。

通过上面的例子就知道运动消耗是怎么算出来的，认识了代谢当量。所以当久坐时，运动强度非常低，热量消耗基本上维持在基础代谢水平，如果再管不住嘴，吃了好多高热量零食，那自然就会长胖。

●●● 敲黑板
张奉春有话说

哪些人群在减肥初期效果比较明显

根据上面代谢当量可以看出，体重越大，做同样运动消耗的热量也就越多，随着体重下降，同样运动强度、运动时间，消耗的热量会减少，所以会出现"减重平台期"。这就要求痛风患者在减肥一段时间要适当调整运动强度或运动时间。

安全有效的运动项目指导

散步

散步既能有效降脂控糖，还能放松身心，可谓一举多得。而且对于老年人来说，散步是一种健康的运动方式，不受场地、设施的限制，最容易坚持。

散步的速度

散步可快可慢，可多可少，宜酌情而定，量力而行

慢速步行 →（1.2~2.1）千米/30分钟

中速步行 →（2.1~2.7）千米/30分钟

快速步行 →（2.7~3.0）千米/30分钟

散步的时间

1 散步宜在饭后30分钟进行。
2 每天不少于30分钟，每周不少于5次。

散步适宜运动量

1 散步10分钟后心率应在（220 － 年龄）×（60%~70%）。
2 散步后不感觉疲倦，微微出汗，呼吸略微急促但并不喘粗气，说明运动量比较适宜。

小贴士

散步时不可忽略的细节

1 散步时不宜穿高跟鞋；衣服要宽松合体。
2 足部有炎症的患者应积极治疗，不宜散步。
3 散步的场地以平地为宜，尽可能选择公园、操场、庭院等环境清静、空气清新的场所。

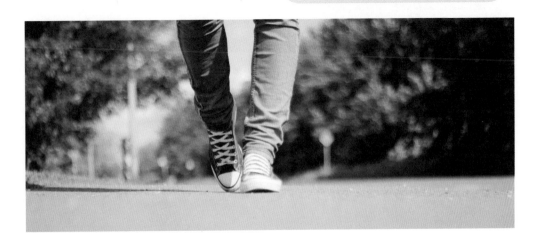

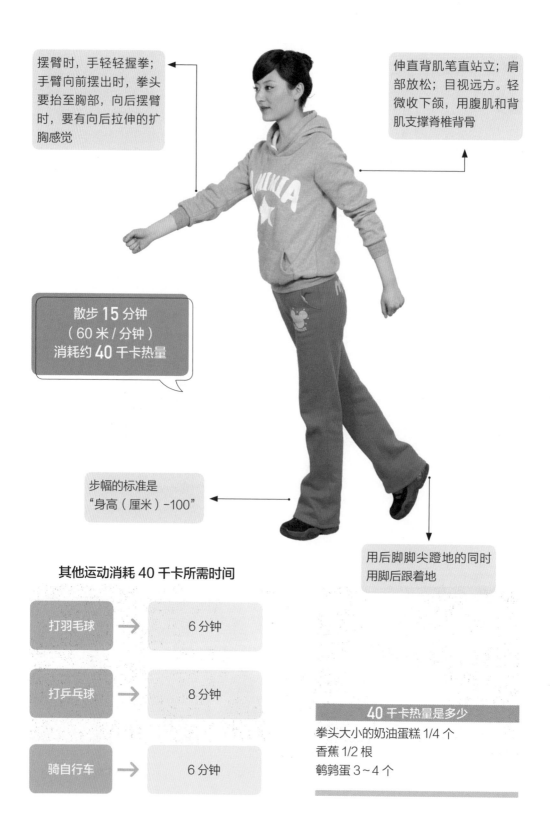

摆臂时，手轻轻握拳；手臂向前摆出时，拳头要抬至胸部，向后摆臂时，要有向后拉伸的扩胸感觉

伸直背肌笔直站立；肩部放松；目视远方。轻微收下颌，用腹肌和背肌支撑脊椎背骨

散步 **15** 分钟
（ **60** 米 / 分钟）
消耗约 **40** 千卡热量

步幅的标准是
"身高（厘米）-100"

用后脚脚尖蹬地的同时用脚后跟着地

其他运动消耗 40 千卡所需时间

打羽毛球	→	6 分钟
打乒乓球	→	8 分钟
骑自行车	→	6 分钟

40 千卡热量是多少
拳头大小的奶油蛋糕 1/4 个
香蕉 1/2 根
鹌鹑蛋 3~4 个

慢跑

痛风患者是可以进行慢跑的，慢跑不仅有利于稳定尿酸，还能促进肌肉组织对葡萄糖的摄取和利用，加速肝糖原、肌糖原的分解及末梢组织对糖的利用。

跑步的速度

跑步可快可慢，可多可少，宜酌情而定，量力而行。

慢速慢跑 → 6.5~7.5 千米 / 小时

中速慢跑 → 8~8.5 千米 / 小时

快速慢跑 → 8.5~9 千米 / 小时

跑步适宜运动量

1 慢跑 20 分钟以上心率在 120 次 / 分左右。

2 以主观上不觉得难受、不喘粗气、不面红耳赤，能边跑边说话为宜。客观上，慢跑时每分钟心率不超过 180- 年龄为度。

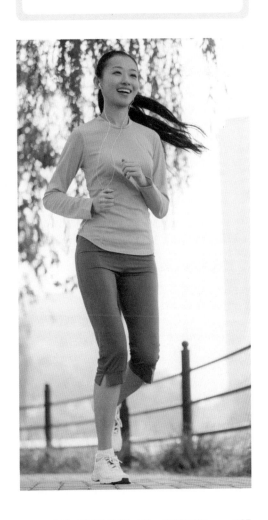

跑步的时间

1 在早上或傍晚进行慢跑。

2 每次累积 20 分钟以上，一周 3~4 次。

小贴士

慢跑不可忽略的细节

1 慢跑时，吸要深长，呼要缓慢而有节奏，宜用腹部深呼吸，全身肌肉要放松，吸气时鼓腹，呼气时收腹。

2 慢跑时步伐要轻快，双臂自然摆动。

3 定量跑有时间和距离限制，即在一定时间内跑完一段距离，从少到多，逐步增加。

4 跑鞋的选择也至关重要，一般来说，典型的慢跑鞋要轻、要软，鞋底要经得起反复撞击才行。

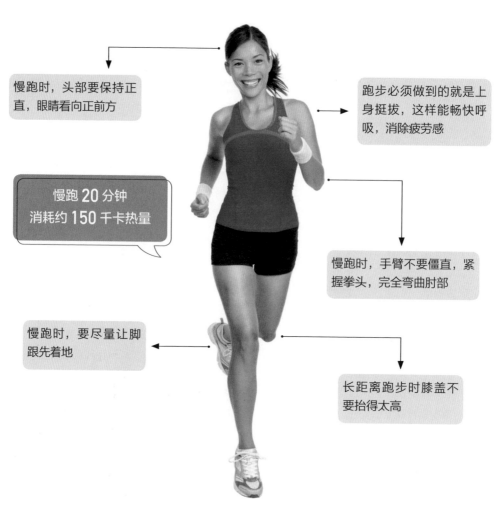

慢跑时，头部要保持正直，眼睛看向正前方

跑步必须做到的就是上身挺拔，这样能畅快呼吸，消除疲劳感

慢跑 20 分钟
消耗约 150 千卡热量

慢跑时，手臂不要僵直，紧握拳头，完全弯曲肘部

慢跑时，要尽量让脚跟先着地

长距离跑步时膝盖不要抬得太高

其他运动消耗 150 千卡热量所需时间

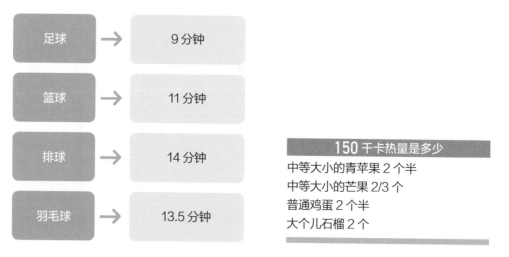

足球	→	9 分钟
篮球	→	11 分钟
排球	→	14 分钟
羽毛球	→	13.5 分钟

150 千卡热量是多少

中等大小的青苹果 2 个半
中等大小的芒果 2/3 个
普通鸡蛋 2 个半
大个儿石榴 2 个

活动四肢

经常活动四肢，能够促进四肢的血液循环，对预防和延缓痛风骨关节尿酸沉积有很好的作用。

活动四肢的时间

痛风患者可以选择在空闲时间段练习，每次锻炼10分钟，每天锻炼5~6次。

活动四肢适宜运动量

1　活动后，不会出现气喘吁吁的情况，不出汗或稍微出汗，没有头晕、恶心、呕吐等现象。

2　双手伸屈运动，然后双臂向上提，做5~10次。

3　双脚一起做伸屈运动后，双腿慢慢下放，最后伸直。

4　取仰卧位后，两脚脚跟交替蹬摩脚心，使脚心感到温热。

5　活动四肢时，头部可以随着手部的动作，做适当的转动与俯仰动作。

小贴士

运动注意事项

1　运动过程中，动作不宜过大、过猛。

2　运动后，要防止受凉，同时要及时补水。

3　全身要放松，心情要平静。

上肢运动

仰卧床上，上臂贴靠床面，屈肘，两手手指自然张开，指尖向上。双手握拳，然后松拳还原成预备姿势，重复12次。然后腕肘微屈，手和前臂从外向内做圆形绕环运动，重复12次。

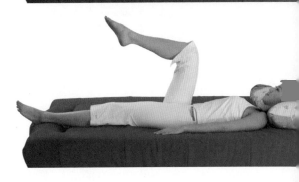

下肢运动

仰卧床上，双腿伸直，自然放在床上。脚掌心向下，腹部放松，一腿屈伸，膝关节全屈，髋关节屈至90度，踝关节做绕环运动1次，然后腿伸直还原，再换另一腿重复上述动作，双腿交替做8次。

爬山

　　爬山有利痛风患者预防合并糖尿病，可以根据自己的病情尝试爬山运动。在爬山过程中，腿部大肌群参与较规律的运动，且有一定负荷，可以促进血液循环，使更多的毛细血管张开，加强氧交换，增强新陈代谢。

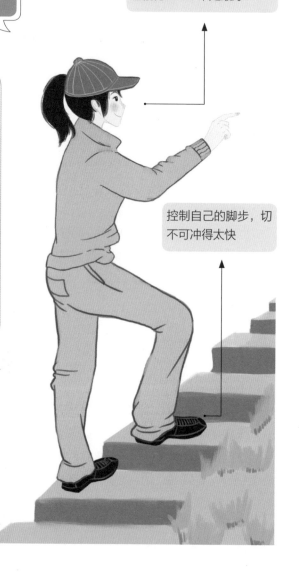

登山 **30** 分钟
消耗约 **500** 千卡热量

向上攀登时，目光保留在自己前方 3~5 米处最好

小贴士

爬山的注意事项

1　鞋要选舒适的运动鞋，且有一定防滑性。

2　随身带一些水，随时补充水分，促进尿酸的排出。

3　天气不好时最好不要去爬山，以免发生危险。

4　下山时不要跑，以免收不住脚发生危险。

5　当处于急性发作期时不宜爬山。

控制自己的脚步，切不可冲得太快

500 千卡热量是多少
拳头大小的奶油蛋糕 1 个半
五仁月饼约 1 个
普通大小的芒果 2 个
普通大小的鸡蛋 3 个

游泳

　　游泳、慢跑和快走是最适合减内脏脂肪的运动形式。其中，游泳需要借助水来运动，可以更好地消耗热量。

游泳 30 分钟
消耗约 315 千卡热量

小贴士
游泳的注意事项

1　游泳的最佳时间是餐后 1 小时，不能空腹游泳，否则会出现低血糖、胃痉挛等不适。

2　游泳前先用冷水拍打身体及四肢，对易发生抽筋的部位可进行适当的按摩。

3　身上出现皮肤损伤或溃烂的痛风患者不宜进行游泳锻炼，否则会造成感染。

4　患有心脏病、高血压、肺结核、精神病、癫痫的患者不适宜游泳，因为这些人难以承担大运动量，在水中容易发生意外。

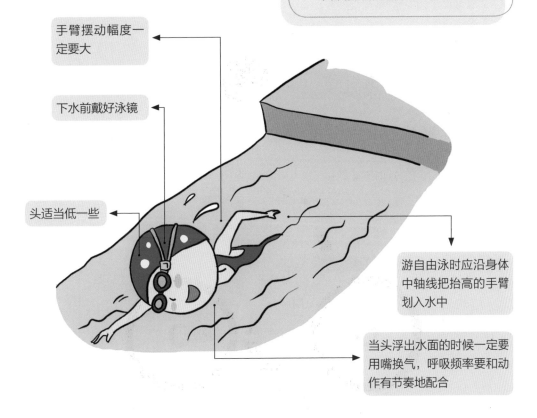

手臂摆动幅度一定要大

下水前戴好泳镜

头适当低一些

游自由泳时应沿身体中轴线把抬高的手臂划入水中

当头浮出水面的时候一定要用嘴换气，呼吸频率要和动作有节奏地配合

骑自行车

　　自行车可以作为环保的交通工具用来代步、出行，而现在越来越多的人将自行车作为了健身器材。长期骑自行车能改善心肺功能，预防心血管病的发生。匀速蹬车时有意识地进行深呼吸，还可以减少体内脂肪，从而起到减肥的作用。

快速骑自行车
30 分钟可消耗约
210 千卡热量

小贴士

骑车的注意事项

1　车座太硬的，可用海绵做一个柔软的座套套在车座上，以减少车座对身体的摩擦。

2　调整车座的高度和角度。车座太高，骑车时臀部必然左右错动，容易造成身体擦伤；车座前部上翘，更容易损伤下体。

3　骑车时间较长时，要注意变换骑车姿势，使身体的重心有所移动，以防身体某一点长时间着力。

4　初骑变速车时，速度不要太快，时间也不要太长，待身体适应后再加速和加时。

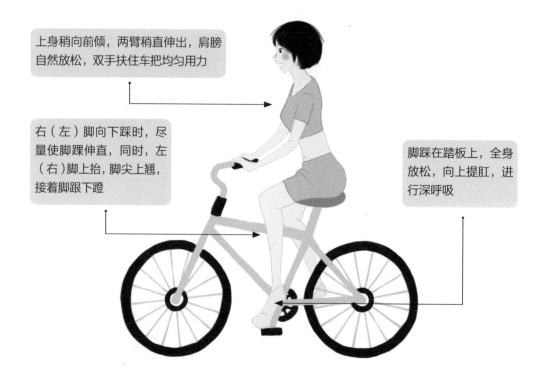

上身稍向前倾，两臂稍直伸出，肩膀自然放松，双手扶住车把均匀用力

右（左）脚向下踩时，尽量使脚踝伸直，同时，左（右）脚上抬，脚尖上翘，接着脚跟下蹬

脚踩在踏板上，全身放松，向上提肛，进行深呼吸

一张"热量消耗表"，对照练起来

运动医学专家认为，运动消耗人体内多少热量取决于多方面因素：

（1）性别。同样的运动，男性消耗的热量比女性多，因为男性的基础代谢率比女性高得多。

（2）体重。同样的运动，体重重的人消耗的热量比体重轻的多。

（3）运动项目。不同的运动及强度，运动量各不相同，消耗的热量也有很大差异。

各项运动30分钟热量消耗表

运动项目	运动强度	66千克男性消耗热量（千卡）	56千克女性消耗热量（千卡）
步行	慢速	82.5	69.9
	中速	115.5	98.1
	快速	132	111.9
跑步	走跑结合	198	168
	慢跑	231	195.9
	快跑	264	224.1
自行车	12~16千米/时	132	111.9
篮球	一般	198	168
	比赛	231	195.9
羽毛球	一般	148.5	126
	比赛	231	195.9
足球	一般	231	195.9
	比赛	330	279.9
跳绳	慢速	264	224.1
	中速	330	279.9
游泳	自由泳，仰泳	264	224.1
	蛙泳	330	279.9
	蝶泳	363	308.1
俯卧撑	中等	148.5	126
瑜伽	中等	132	111.9

注：该表格数据来源于《中国居民营养膳食指南（2016）》

活动关节、
减少疼痛发作的运动

简单的关节操，防痛风有一套

经常做一些关节操，能够加强这些部位的代谢循环，减少尿酸盐潴留，对预防关节炎、关节疼痛有很好的效果。

手关节操

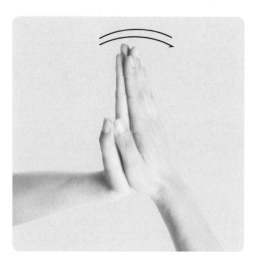

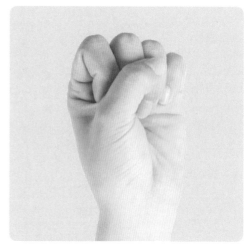

1 **指关节操**

双手合掌，反复交替向另一侧用力，也可以选择合适的哑铃来锻炼。

2 **腕关节操**

握拳与伸手指交替进行。可以在握拳时紧握比铅笔稍粗一些的木棍。

肩肘关节操

身体自然站立，双眼平视，双脚分开与肩同宽，双肘弯曲，双手握拳（大拇指握在外侧）置两胸前，拳心斜向下。呼气时，双臂往前上方伸出，同时两手放开，指、腕、肩等关节放松。吸气时，双臂收回，恢复到准备动作。一呼一吸，反复进行，做 28~32 次。

髋关节操

两脚分开站立，与肩同宽，腰膝微屈。用左手掌拍右肩，同时用右手背从后面拍左腰，拍8次；恢复准备动作，换右手掌拍左肩，左手背拍右腰，拍8次。反复进行，可做 4 个八拍。做拍肩动作时，要以腰部转动带动两手臂拍打，头部也要随之转动，但头和上半身要保持一条直线。

> **小贴士**
>
> **练习关节操的注意事项**
>
> 1 如果关节出现明显的疼痛肿胀，则不宜练习。
> 2 重在长期坚持。

膝关节操

自然站立，双脚分开与肩同宽，双臂自然下垂，向两侧慢慢拉开，掌心随扩胸而渐向上翻，成侧平举姿势。头部平直，精神放松，自然呼吸。右脚向右前方跨出一步，身体重心前移使右膝成90度，两臂慢慢回到准备动作，换左脚，重复以上动作。一左一右，可做 4~6 次。

旋转脚踝 3 分钟，防脚踝疼痛

痛风患者常会出现脚踝肿胀疼痛，旋转脚踝可有效锻炼踝关节，防止疼痛的发生。

位于脚踝外侧、外踝顶点与脚跟相连线中点的昆仑穴，是人体足太阳膀胱经上的主要穴位之一，刺激此穴不仅有助于稳血压，对于头痛、腰痛、怕冷等症状也有较好的改善效果。

具体做法：

转脚踝的方法很多，既可以盘坐在床上，也可坐在椅子上，一只手握住脚踝，一只手握住脚掌，缓慢转动。或站着，一只脚的脚尖着地，以脚踝为轴进行转动，两脚交替进行，每次左右脚各转 100 下，早晚各 1 次即可。

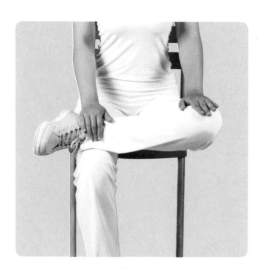 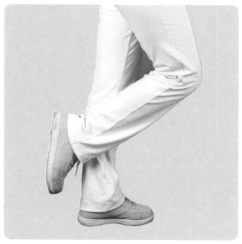

小贴士

小动作，随时随地都可做

1　每天在公园里锻炼时，可以扶着单杠或墙壁，左右脚各旋转、拉伸、回勾、踮脚 100 次。这种锻炼方式没有太多限制，在办公室工作或者在家看电视的时候也可以做。

2　有关节炎的老年人每天早晨起床，脚着地之前，或晚上上床之前，各做 1 次转踝动作，长期坚持就能见效。

足趾抓地 50 次，预防脚趾畸形

　　痛风发展到晚期，患者会出现关节畸形及功能障碍，常做一些针对性的锻炼，有助于健康。足趾抓地这个动作不仅可以锻炼脚趾关节，预防脚趾畸形，还能让脏腑在足部的反射区受到一定的压力。在此基础上练习脚趾抓地和放松，对经脉进行刺激，从而可以增强脏腑功能。

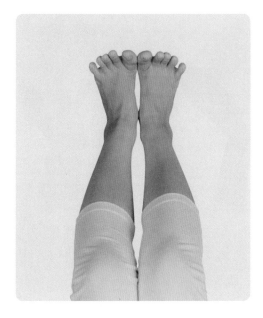

取站位或坐位姿势，将双足放平，紧贴地面，凝神静气。连续做足趾抓地动作（十个脚趾先张开，再用脚趾用力抓地）50~80 次。

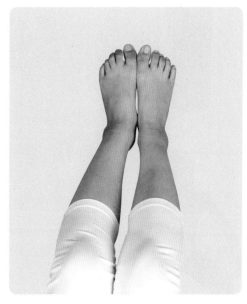

每天改变一点点，排尿酸健关节

　　痛风患者可以在每天早餐前伴随着舒缓的音乐做一段广播体操，时间在 3~5 分钟最好。如果是在早餐之后可以延长到 10~20 分钟。可以根据自己的具体安排来调整时间。

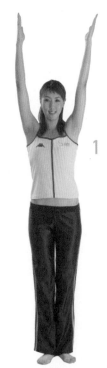

1 双脚并拢，双手上举，掌心相对，背部伸直，重复此动作 3~5 次。

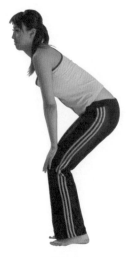

2 微微下蹲，将双手放在膝盖上，膝盖重复弯曲伸展，做 8~16 次。

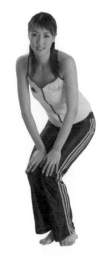

3 双脚并拢，让膝盖慢慢左右旋转，重复此动作 8~16 次。

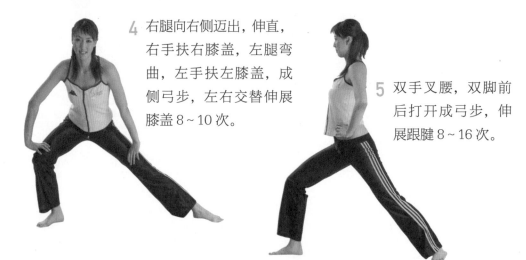

4 右腿向右侧迈出，伸直，右手扶右膝盖，左腿弯曲，左手扶左膝盖，成侧弓步，左右交替伸展膝盖 8~10 次。

5 双手叉腰，双脚前后打开成弓步，伸展跟腱 8~16 次。

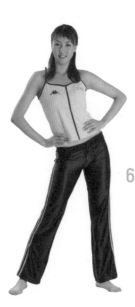

6 双脚分开比肩稍宽，双手叉腰，缓缓大圈旋转 8~10 次。

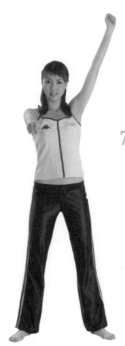

7 双脚分开，两手伸直，并大幅度前后旋转 8~16 次。

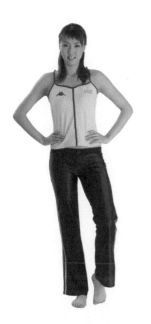

8 双脚分开，转动双脚脚踝 3~5 次。

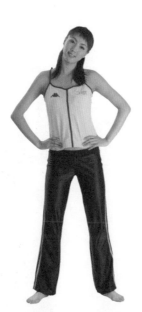

9 双脚分开，慢慢转动颈部 3~5 次。

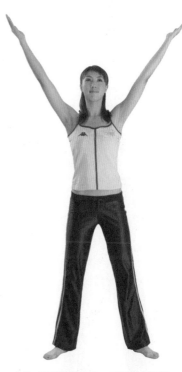

10 双脚分开，双臂伸直上举，深呼吸 4~8 次。

适当做八段锦保健操，通血脉、活经络

八段锦是我国民间流传的以八节动作组合而成的保健操，除具有强筋骨、利关节、通血脉、调脏腑等功能外，还能调节大脑神经的兴奋和抑制过程，消除大脑的紧张和疲劳，促进新陈代谢，增加营养物质的吸收，提高机体免疫功能。八段锦术式简单、运动量适中、不受环境场地的限制，适用于痛风、神经衰弱、高血压、冠心病、颈椎病等病症的调养。

八段锦的练习时间

每个动作一般做 4~20 次，每天可练习整套动作 1~2 次。

八段锦的具体招式

1. 双手托天理三焦

准备动作	双脚并步站立，双臂自然垂于体侧，身体中正，调匀呼吸，目视前方。
要点提示	手臂上举时要舒胸展体，双臂放下时要深呼气，脚跟上提时呼吸可稍停顿。

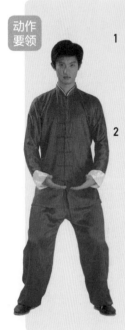

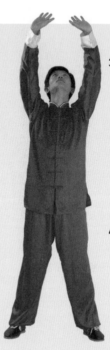

动作要领

1 松腰沉髋，同时身体重心移至右腿，左脚向左侧开步，脚尖向前，约与肩同宽，目视前方。

2 双臂内旋，双掌分别向两侧摆起，约与髋同高，掌心向后，双腿膝关节稍屈，同时双臂外旋，向前合抱于腹前成圆弧形，与脐同高，掌心向内，双掌指间距约10厘米，目视前方。

3 双掌五指分开在腹前交叉，掌心向上，双臂慢慢抬举，举至胸前将手掌旋转，使十指在头顶上方交握，双肘用力挺直，双掌用力上托，双脚脚跟尽量向上提起，掌心向上。

4 身体重心下降，双手十指分开，双臂自体侧慢慢放下，双脚脚跟同时轻轻落地，双掌捧于腹前，掌心向上，目视前方。

2. 左右开弓似射雕

准备
动作 接上式。

要点
提示 拉弓时要吸气，复原时要呼气。

动作
要领

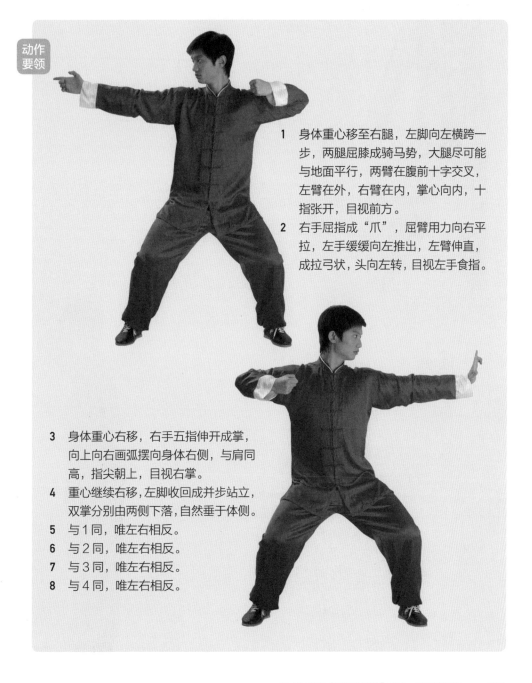

1　身体重心移至右腿，左脚向左横跨一
　　步，两腿屈膝成骑马势，大腿尽可能
　　与地面平行，两臂在腹前十字交叉，
　　左臂在外，右臂在内，掌心向内，十
　　指张开，目视前方。
2　右手屈指成"爪"，屈臂用力向右平
　　拉，左手缓缓向左推出，左臂伸直，
　　成拉弓状，头向左转，目视左手食指。

3　身体重心右移，右手五指伸开成掌，
　　向上向右画弧摆向身体右侧，与肩同
　　高，指尖朝上，目视右掌。
4　重心继续右移，左脚收回成并步站立，
　　双掌分别由两侧下落，自然垂于体侧。
5　与1同，唯左右相反。
6　与2同，唯左右相反。
7　与3同，唯左右相反。
8　与4同，唯左右相反。

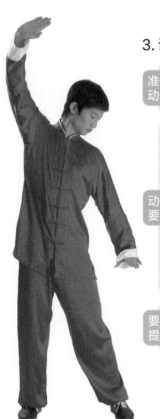

3. 调理脾胃须单举

准备动作 站立，双脚分开与肩同宽，双臂自然下垂。

动作要领
1 双腿伸直上挺，左手翻掌从左侧向上举至头顶，掌心向上，指尖向右，右掌微微上托，移动含劲（用力），移至腰间，目视前方。
2 左掌尽力向上托，右手掌心向下，指尖向前，用力下按。
3 松腰沉髋，重心缓缓下降，左掌从体侧放下，掌心向下，右臂外旋，右掌从体侧上举，举至头顶，掌心向上，指尖向左，尽力向上托，左掌尽力下按。
4 收回左右手掌成准备动作。

要点提示 上举、下按要同时进行，力在掌根，举、按时吸气，复原时呼气，舒胸展体。

4. 五劳七伤往后瞧

准备动作 站立，双脚分开与肩同宽，双臂自然下垂。

动作要领
1 挺胸，双腿挺直，双肩稍向后牵引，双臂外旋，同时头慢慢向左转，眼望后方。
2 头眼向前，还原成准备动作，身体重心慢慢下降，挺胸，双臂内旋按于腰旁侧，指尖向前，使胸部张开，肩向下沉，同时头慢慢向右转，眼望后方。
3 与1同，唯左右相反。
4 与2同，唯左右相反，并恢复成准备动作。

要点提示 此动作转头不转体，身体保持正直，向后看时吸气，复原时呼气。

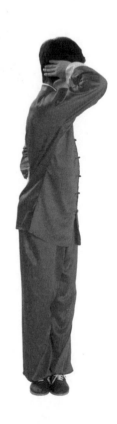

5. 摇头摆尾去心火

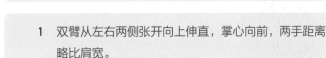

准备动作 上身正直，挺胸抬头，两脚分开，膝弯曲下蹲成马步，两手虎口向内，扶撑在大腿中部，目视前方。

动作要领

1 身体重心稍向上升，而后右移，屈右臂，臂肘慢慢向右尽量压下，头慢慢向右上方转，臀稍向左摆，左臂挺直，侧伸直左腿。

2 上体及头从后屈绕向左下方弯曲，臀部向右摆，屈左臂，肘尖向左下压，右臂挺直，侧伸直右腿。

3 上体及头从左屈绕向前方深屈，两臂屈，肘尖顶向前方，头抬略向前看，并逐渐还原成准备动作。

要点提示 此动作要连贯、轻松、柔缓，四肢要自然屈伸，呼吸要均匀。

6. 两手攀足固肾腰

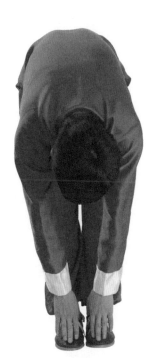

准备动作 双腿伸直站立，双臂自然下垂。

动作要领

1 双臂从左右两侧张开向上伸直，掌心向前，两手距离略比肩宽。

2 双臂内旋至掌心向下，屈肘，双掌下按于胸前，掌心向下，指尖向下，头向下看。

3 双掌稍分，用掌心贴于左右两侧向下摩运至腹部，慢慢俯身向下，手随之下落，以两手攀住脚尖，脚腿伸直。

4 双手慢慢沿地面向前伸直，带动身体也随之慢慢站立，双臂提到头顶后向两旁分开，并从左右两侧轻轻向下，恢复成准备动作。

要点提示 练习此动作要连贯、柔缓，呼吸要自然，年老或体弱者可根据身体状况自行调整动作幅度。

7. 攢拳怒目增力气

准备动作 双脚分开比肩稍宽，双腿缓缓屈膝半蹲成马步，双拳放于腰侧，目视前方。

动作要领
1 左拳向前缓缓用力伸出，拳心向下，左臂内旋，左拳变掌，从小指开始依次弯曲变拳向后成弧形收回腰间，同时右拳向前缓缓用力伸出，拳心向下。
2 右臂内旋，右拳变掌，从小指开始依次弯曲变拳向后成弧形收回腰间。
3 与1同，唯左右相反。
4 与2同，唯左右相反，并恢复成准备动作。

要点提示 此动作出拳要用力，出拳时呼气，要瞪眼怒目，复原时吸气，要全身放松，马步的高低可根据自己的腿部力量灵活掌握。

8. 背后七颠百病消

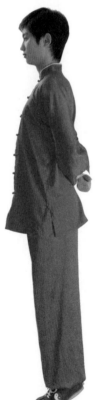

准备动作 并步站立，两手贴于后腰，目视前方。

动作要领
1 挺胸，双腿绷直，双脚跟提起，前脚掌支撑身体，头上顶，略停，脚跟轻轻下落，轻振地面。
2 一起一落为1遍，共做7遍后全身放松，恢复成准备动作。

要点提示 此动作上顶用力要猛，动作要协调，提脚跟时吸气，落脚跟时呼气。

小贴士

练习八段锦时的注意事项
1 练习时身体要放松，心情要平静，做到平衡舒畅、刚柔相济、粗中有细。
2 练习时注意举、按时吸气，复原时呼气。

工作太忙，
"顺便运动"来帮忙

睡前做做牵拉，活动关节

做做牵拉活动，可以使情绪安定，促进血液循环，有益于肾脏血液的流畅，避免尿路不畅，引发尿酸堆积。

起床前做，可以帮助活动关节，提神宽心；睡前适当做，能促进睡眠。

如何正确练习牵拉

腿部牵拉

仰卧，弯曲双下肢，脚部着床，抬起一条腿。用双手抓住小腿，继续抬高下肢，尽量拉直、松开，再拉直、再松开。然后换另一条腿重复此动作。

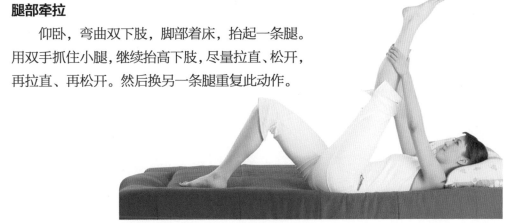

大腿及腹肌牵拉

仰卧，单脚往上抬10厘米，保持30秒。换脚，做同样的动作。

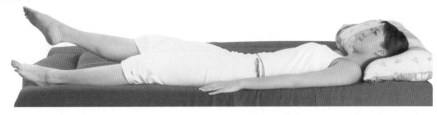

背部及臀部牵拉

坐在床上，一条腿伸直，另一腿弯曲跨过伸直的腿，足部着床紧贴着腿的膝部，呼吸。缓慢向直腿方向弯曲躯干，不断地转动头部向身后看，保持肩部松弛，颈部水平，通过将肘部紧靠在弯曲一侧大腿膝部的内侧面，拉直身体。缓慢松开，将双腿放于床上休息一下，换另一侧练习。

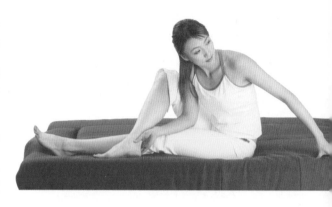

背部下端牵拉

仰卧，抱双膝于胸前，用上肢紧抱膝部。在将膝关节抱向胸部时，用力将背部下端紧贴床面。松开上肢，放下双腿。

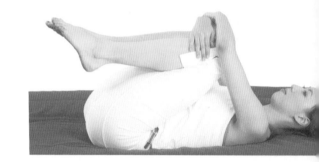

腹肌牵拉

膝盖弯曲，两臂向前伸直，使上身抬起，眼睛看肚脐部位。

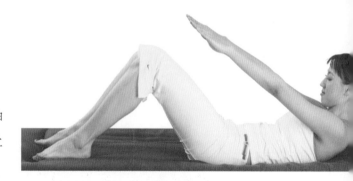

腹肌及臀部牵拉

仰卧，以臀部、腰部、上背部顺序上抬。再以相反的顺序放平。

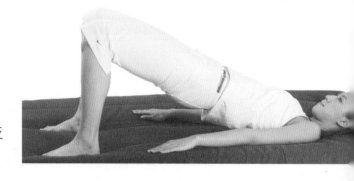

看电视时可以做的小动作

舒展腹部和腿部操

1 脚跟抬起，向上提
  脚面，脚尖离地，
  收腹，轻轻吐气。

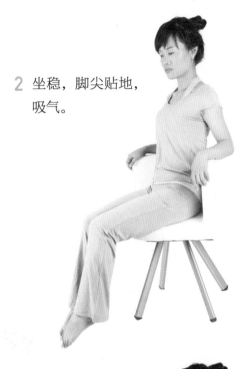

2 坐稳，脚尖贴地，
  吸气。

3 收腹，双腿向前平
  伸，轻轻吐气。

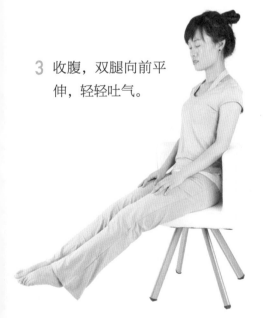

4 收腹，坐稳后屈
  大腿，吸气。

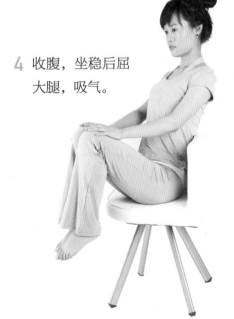

舒展腰部操

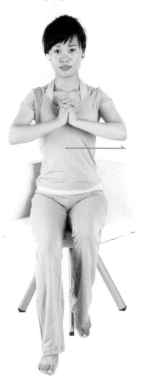

1 坐稳，收腹，双手紧握于胸前，吸气。

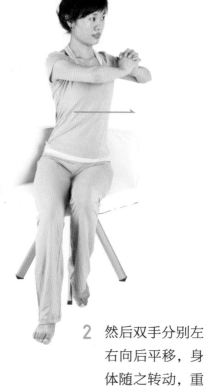

2 然后双手分别左右向后平移，身体随之转动，重复若干次。

3 坐稳，收腹，两手侧平举，保持姿势。手臂向前后转动，身体随之左右转，重复若干次。

乘车时可以做的小动作

在乘公交车或地铁时，一些简单的小动作也能帮你锻炼关节，让你远离疼痛不适。

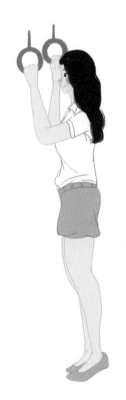

站立时，巧用头上的横杆（或拉环）

站好，双手握横杆，双脚脚跟慢慢向上抬起，吸气，收紧腹部，停留3秒，再呼气慢慢落回原处，重复10~15次。

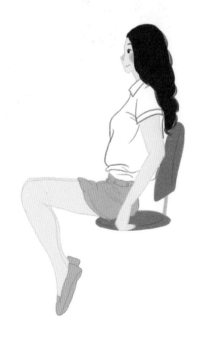

坐着时，活动一下脚尖

坐好，上身挺直，双脚并拢，双脚用脚尖点地，然后放下，重复此动作。

办公时可以做的小动作

如果你平时过于忙碌，根本顾不上运动，那么可以尝试下面的"小动作"。这些小动作不但能够增加关节的灵活性，促进血液循环，还能增强肌肉力量。

干洗腿

- 用双手将一侧的大腿根抱紧，用力从大腿根向下按摩到足踝。
- 再从足踝往上回按到大腿根。
- 用相同的方法按摩另一条腿，整个动作重复 10 ～ 20 次。

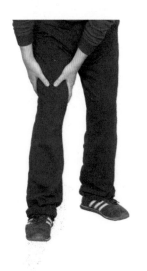

前抬腿运动

- 端坐好，双腿伸直同地面形成一定的角度。
- 吸气，同时将其中的一条腿尽量抬高，觉得自己的气已经吸得足够时再将腿放回地面，同时呼气。
- 换另一条腿重复刚才的动作。

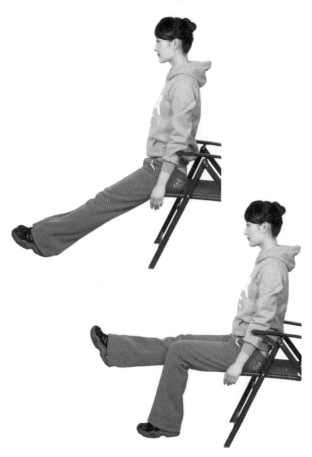

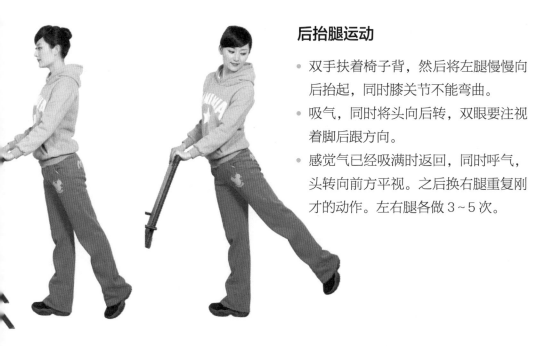

后抬腿运动

- 双手扶着椅子背，然后将左腿慢慢向后抬起，同时膝关节不能弯曲。
- 吸气，同时将头向后转，双眼要注视着脚后跟方向。
- 感觉气已经吸满时返回，同时呼气，头转向前方平视。之后换右腿重复刚才的动作。左右腿各做3~5次。

接打电话时

接打电话时，可以选择脊背挺直，臀部用力，脚尖点地，后脚跟慢慢抬起，然后落下，来回几次。

叉腰挺胸运动

- 两脚开立，双手叉腰，双膝平直（如左图）。
- 以腰部为支点，身体缓慢向后弯（幅度不可太大），同时吸气，双眼向后上方仰视（如右图），自觉气吸够时缓慢回复原位，同时呼气。重复上述动作3~5次。

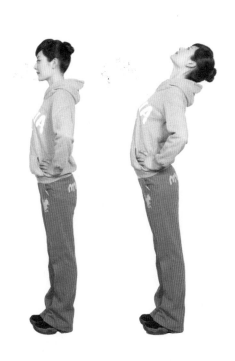

做家务时活动关节的小动作

随着生活节奏的加快和社会压力的不断增大，越来越多的人开始过上了两点一线的生活，觉得根本没有时间做运动。其实这种想法是错误的，因为就算我们平时不出屋门，同样也可以在家里做运动，甚至可以在做家务时运动运动，达到锻炼身体的目的。

擦玻璃时能做的运动

擦玻璃虽然看起来是一项很平常的家务，但是如果姿势得当的话一样能起到减肥控糖的作用。

> **小贴士**
>
> **运动小技巧**
>
> 擦玻璃时，两手要压住抹布，上下运动，两腿可以随势弯曲，也可以踮起脚尖，左右大幅度移动身体。

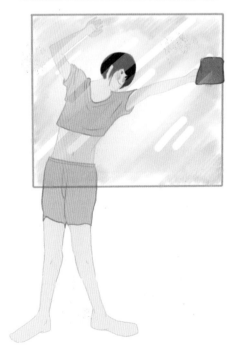

熨衣服时能做的运动

首先，熨衣服时，一只手伸展衣服，另一只手来回熨衣服，双脚可以随着身体抬脚跟再落回，身体反复进行相同的动作。在逐渐进入专注状态后，这种状态能够有效排解压力，让身体与心理都得到放松。

其次，熨 1 小时衣物能消耗 150 千卡的热量，相当于慢跑 2.4 千米。熨衣服时需要长时间站立，而站立燃烧的脂肪是坐着的 3 倍。

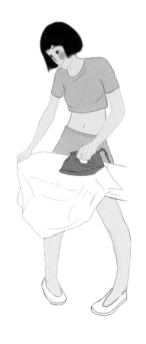

随时随地都能做的小动作

没有时间去运动，可以利用平常的家务来做运动，达到锻炼身体的目的。

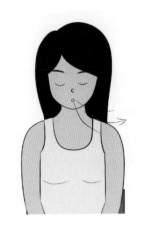

深呼吸

取坐位，闭上眼睛，身体放松，缓缓地做深呼吸，呼气时，心里默念"嘘"，注意力集中，让心情尽量放松，慢慢地重复 10~20 次（呼吸为 1 次）。呼吸完以后，再闭目静坐几分钟。可以帮助痛风患者缓解压力。

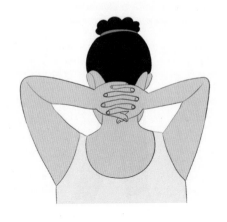

擦颈部

将双手互相擦热，擦面数次，自额前两侧太阳穴向后至枕部（后脑勺），然后沿颈部向下分按两肩，再转至额前，向下按摩至胸部。重复 20 次左右，每日早晚各 1 次。经常擦颈，可促进气血运行，加强代谢。

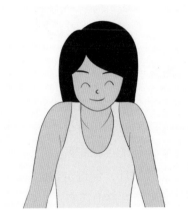

耸肩

自然站立，身体挺直。吸气，双肩胛先向后上抬起，向前、下、后旋转，运动 10 次，然后反方向旋转 10 次。此法对缓解因工作疲劳导致的肩周炎、颈肩综合征有一定益处。

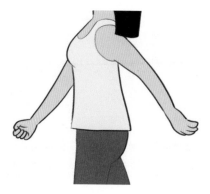

甩手

双腿站直，全身肌肉尽量放松，两臂自然下垂，双脚分开与肩同宽，双肩下沉，掌心向内，眼睛平视前方。按上述姿势站立，全身放松2分钟后，双臂开始前后摆动，摆动幅度以拇指不高于脐部，小指外缘不低于臀部为限，如此来回摆动。甩手后保持站立姿势2分钟，做些放松的活动（如抓握的小动作等）。

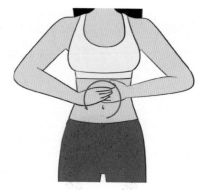

按摩腹部

双手重叠，以肚脐为圆心，顺时针方向慢慢按摩腹部，每分钟30圈左右，至腹部感觉温热为宜。肚脐周围有神阙穴、关元穴、气海穴、丹田穴、中脘穴等穴，经常轻摩，可起到促进肠道蠕动、改善便秘，缓解压力的作用。

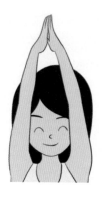

双臂轮圈

自然站立，双眼目视前方，像小学生跳绳一样将双臂向后、上、前、下轮圈10次，然后反方向轮圈10次。此法不仅能增强上肢血液循环，还可以预防颈椎病、颈肩综合征等。

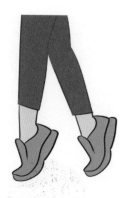

脚尖走路

抬起脚后跟，踮着脚尖走路。相比一般的走路方式，用脚尖走路会消耗更多的热量，还能活动脚趾关节，从而改善脚部血液循环，促进全身血液循环。对预防痛风合并高血压有一定效果。

制订个性化运动计划，坚持下去才有效

高尿酸血症患者运动计划

有氧运动计划	**热身：**	5~10 分钟，身体变暖，微微出汗即可
	种类：	快速走（约 100 步 / 分）、慢跑、骑车、游泳、有氧操、广场舞等
	频率：	每周 5 次
	时间：	每次 30 分钟
	强度：	心率控制在最大心率的 70%（用 220 减去年龄所得的值为最大心率）
力量锻炼计划	**种类：**	哑铃、运动器械、弹力带等
	频率：	每周 2~3 天力量锻炼，隔天进行。每天 8~10 个动作，每个动作做 3 组，每组重复 8~15 次。如针对腹部肌肉力量可做"仰卧卷腹"：采取平躺姿势，前臂交叉在胸前，膝盖弯曲，利用上腹肌肉力量使肩胛骨稍微离开地面，停留一会儿，再恢复平躺姿势。类似"慢动作"版的仰卧起坐
柔韧性锻炼计划	**种类：**	太极拳、瑜伽、舞蹈（如国标、芭蕾）等
	频率：	每周 3~5 次
	时间：	每次 5~10 分钟
	强度：	打太极时，有膝关节问题的老年人尽量不要深蹲，如果必须下蹲，应注意速度，并尽量用手撑住膝盖。练习瑜伽，应配合正确的呼吸和伸展技巧，顺其自然，慢慢进展

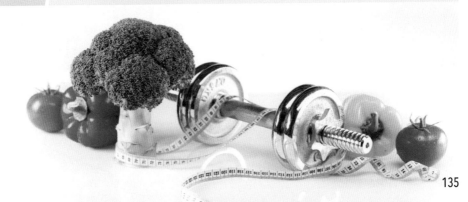

制订有效锻炼方案的窍门

（1）要确保所选的锻炼方法安全舒适。根据自己的喜好和特点选择适合的运动。比方说，如果你喜欢散步，可以选择快走、走跑结合等。

（2）想获得最大的健康回报，尽量持续不断地锻炼是很重要的。但锻炼要以舒适为度，别忘了穿合脚的鞋和便于运动的衣服；锻炼也要时常变换方式，选择多种项目，这样就不会觉得枯燥无味了，并且锻炼效果更好。

痛风患者运动计划

有氧运动计划	**热身**：5~10 分钟，身体变暖，微微出汗即可
	种类：散步、快走（80~100 步 / 分）、骑自行车、游泳、有氧操等
	频率：每周 5 次
	时间：每次 30 分钟或累计 60 分钟（每次持续时间不少于 10 分钟）
	强度：心率保持在 60% 的最大心率（用 220 减去年龄所得的值为最大心率）
力量锻炼计划	**种类**：哑铃、运动器械、弹力带等。可以针对腰腹部、下肢的肌肉分别锻炼，并将腰腹部作为重点对象。可通过仰卧起坐、平躺卷腹等动作，练习腹肌和腰肌
	频率：每周 2~3 天力量锻炼，隔天进行。每天 8~10 个动作，每个动作做 3 组，每组重复 8~15 次
	时间：每次 10~20 分钟
柔韧性锻炼计划	**种类**：太极拳、瑜伽、舞蹈（如国标、芭蕾）及静力性拉伸、动力性拉伸等。可针对不同部位的关节进行不同的柔韧性锻炼，如手指伸展操、旋转踝关节等
	频率：每周 3~5 次。有些拉伸可以作为运动前的热身及运动后的放松，随时进行
	时间：每次 5~10 分钟
	强度：每一个部位拉伸时间 6~15 秒，逐步增加到 30 秒，如耐受性好可增加到 90 秒，期间要保持正常呼吸，强度为有牵拉感觉同时不感觉疼痛。每个动作重复 3~5 次

运动后算一算热量消耗，动力足

每运动 30 分钟进行一次热量补充

每运动 30 分钟需要摄取热量的计算公式：

体重（千克）× 指数 = 需要摄取的热量（千卡）

上述公式中的指数：普通速度的步行为 0.8，游泳为 1.5，骑自行车为 1.5，快走为 3.0。

以体重 60 千克的人为例，持续游泳 30 分钟需要的热量为 60（千克）× 1.5=90（千卡）

以下列举数种耗能 300 千卡 的运动以供参考：

慢跑
40~50 分钟

骑自行车
60~75 分钟

散步
1~1.5 小时

游泳
30~40 分钟

快走，走步机
（6 千米 / 小时）
40~50 分钟

爬楼梯
2000 级
（不计时间）

跳绳
30~40 分钟

有氧健身操
40~50 分钟

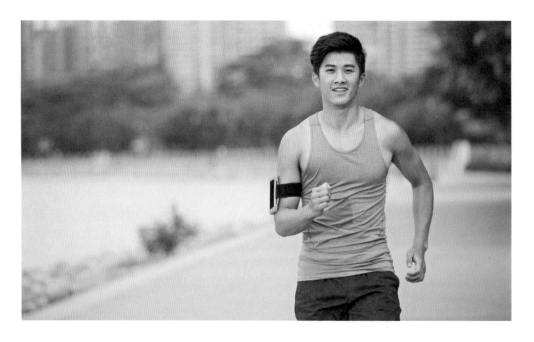

21 天运动打卡，让运动成为一种习惯

一个简单的行为，如果你坚持重复 21 天，就会形成习惯；如果你坚持 90 天以上，就会形成稳定习惯；如果你坚持 365 天，你想改变都困难。

控尿酸
自我管理这样做

养成每天做轻量运动的习惯：有氧运动（>40 分钟）形式包括快走、跑步、骑车、游泳、舞蹈（如拉丁舞、肚皮舞）等；力量训练（>20 分钟）形式包括仰卧、拉伸等。接着做有氧运动，可提高肌肉质量、增加基础代谢率。

核心力量训练方案：

1 准备活动：腰、髋关节活动范围内做 8~10 次屈伸、旋转、环绕等运动。

2 仰卧直抬腿 15 次，做 4~5 组，间歇 60 秒。

3 卷腹 15 次，做 4~5 组，间歇 60 秒。

4 仰卧单车 15 次，做 4~5 组，间歇 60 秒。

5 仰卧提臀 15 次，做 4~5 组，间歇 60 秒。

6 整理运动：拉伸腰腹部肌肉，均匀呼吸 10 分钟。

有氧运动方案：

1 热身运动：拉伸韧带，活动颈、腰、髋、膝、踝关节等 5 分钟。

2 慢跑交替大步快走，至少 40 分钟。

3 整理活动：缓慢步行 10 分钟，拉伸下肢韧带。

举例制作有激励意义的打卡表：

三周计划	励志	心态	明确目标（量化它）	我要开始	完成情况	
第一周	好的开始＝成功的一半	刻意、不自然	假设两个红灯间距正好是2000步，可分段进行"慢－慢－快－慢－慢"交替5段行走	运动前准备好舒适的运动鞋、运动套装、水杯等，放在显眼的位置，到点就换上		
第二周	每天进步一点点，就是成功一大步	刻意、自然、保持、自律	本周可分段进行"慢－快－慢－快－慢"交替5段行走	上一周运动有些疲惫，这一周设闹钟，督促自己坚持		
第三周	心静如水	习惯成自然	本周可分段进行"慢－快－快－快－慢"交替5段行走	这周给自己多带一点水，因为快走前要多次补水		

注：以上以每天 10000 步举例

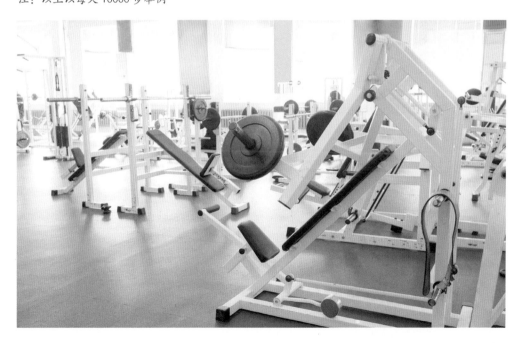

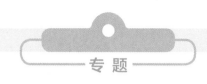

6 种最好的运动 + 饮食搭配方案

散步，与降低热量摄取相结合

饭后 45 分钟左右，以 80～100 步 / 分的速度散步 30 分钟，热量消耗得较快，这个时间散步有利于减肥。如能在饭后 2～3 小时再散步一次，时间大约 20 分钟，那么，减肥的效果会更明显。

特别提醒：难消化的食物应在早饭或午饭时吃，而不应安排在晚饭，因为"胃安则卧安"，晚上肠胃得到很好的休息，睡眠质量也跟着提高。

步行中，用矿泉水、苏打水代替可乐、雪碧等，可减少热量摄入。散步后多食用热量低、水分多的蔬菜，以增加饱腹感。如果菜肴中有肉类，可以配一些绿叶蔬菜，水煮或凉拌，既可以饱腹又能减少热量摄入。

游泳，尽量避免食用对胃肠有负担的食物

吃饱后下水，由于水压压迫胃部，导致四肢活动不畅，身体有沉重感。但是空腹游泳也不好，因为游泳会消耗较多热量。所以最好的方法是在游泳前 1～1.5 小时，吃一些体积小、易消化和热量高的食物，这样在游泳时才不会感觉饿。注意尽量不要选择高脂食物。

可以喝一小袋牛奶或者一杯含糖饮料，吃一点巧克力。也可以选择面包、饼干等易消化和热量高的食物，适当摄入有助于稳定血糖，使游泳时保持良好状态。

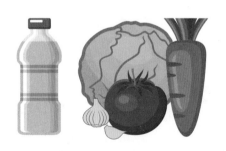

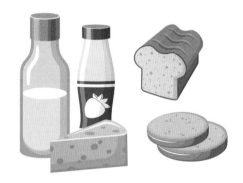

骑自行车，骑车 2 小时前吃点东西

骑自行车会消耗一定的热量，所以在运动前 2 小时吃点东西，补充体力即可。但是，如果骑车超过 1 小时，为了避免饥饿，应该吃一点苹果、香蕉等水果补充热量。在做完运动后喝蛋白质含量高的饮料，如牛奶可以补充水分、缓解疲劳。

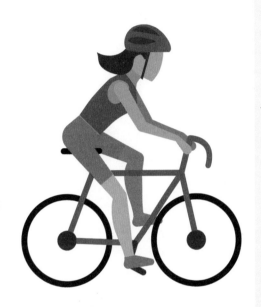

瑜伽，运动前吃到没有空腹感

如果肚子很饱，会影响呼吸及练瑜伽的效果，但是肚子饿，运动时容易出现低血糖，所以运动前可以吃一根香蕉填肚子。

注意，做瑜伽的过程中喝水也会影响瑜伽的节奏，所以不要喝太多水。如果做热瑜伽，会出很多汗，需要在运动前多喝水。重点是要在感觉渴之前喝水，因为口渴是水分不够的信号。

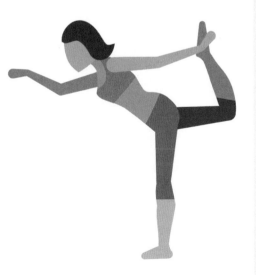

哑铃举重，与低脂肪饮食结合

哑铃举重15～20分钟，每周进行2次，有助于减肥，增长肌肉。为了减少脂肪的摄入，可以采取以下饮食措施：

（1）若是吃肉，可以加些姜片、料酒煮几分钟，然后再烹调，这样做既可以减少脂肪量，还可以调味。

（2）吃些不易吸油的蔬菜，如柿子椒、黄瓜等。

（3）拌凉菜时，可将菜焯熟凉凉，加入盐拌匀，最后加几滴香油提味，脂肪含量会比炒菜低得多。

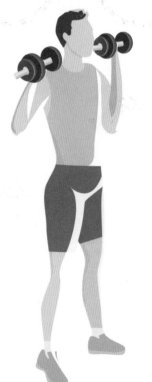

跳广场舞，适当补充碳水化合物

跳广场舞之前应该吃些米饭、面条或者面包等碳水化合物含量高的食物。适量补充碳水化合物，运动效果更好，因为可以提高肌肉的功能。如果跳广场舞后，睡前饿了怎么办？

睡前即使再饿，也要保留底线，不能吃太多含碳水化合物的食品，例如，不能在睡前再来一碗泡面。如果非要给这份睡前的小零食定个底线，最好不要超过15克的碳水化合物。这个分量足以满足夜间消耗所需，不会因热量过剩转变成脂肪堆积在体内。

15克碳水化合物对应到各种常见的食物，到底是多少呢？拿饼干举个例子：平均每100克饼干中含有71.7克碳水化合物，15克碳水化合物意味着可以吃21克的饼干，即差不多两片手心大的饼干。

PART 4

探寻自我管理方案，
分期阻击痛风

第一期：无症状的高尿酸血症就不用管吗

高尿酸和肥胖相互影响，需做深入检查

一旦发现自己患有高尿酸血症，千万不能掉以轻心，虽说不一定用药，但去医院看医生是必须的，这里面有两层意义。

（1）医生会给你做深入检查，判断有没有肾脏等脏器的伤害。因为虽然痛风的典型表现是急性关节炎发作，但也有一小部分患者还没有出现典型关节炎症状时，就已经存在痛风结节或已经有肾功能损害了。医生通过各种检查，包括化验和影像学检查等，能了解这些痛风经常破坏的器官是否健康。如果一切正常，才能被真正诊断为无症状高尿酸血症。

（2）医生会指导你进行以饮食为主的生活方式调整。

- 若是肥胖患者，要减肥，控制总热量摄入。
- 要忌口，不吃高嘌呤食物（包括戒酒），少吃中嘌呤食物。
- 要适当运动，运动不仅有利于减肥，还能很好地改善身体代谢状况，减轻胰岛素抵抗，这不仅对降低血尿酸有用，对控制血糖、血压、血脂同样有积极作用。

> **：：：敲黑板**
> **张奉春有话说**
>
> ### 高尿酸血症患者不可大意
>
> 高尿酸血症患者可以理解为体内尿酸盐的饱和点比一般人群高，在同样高的尿酸浓度下不容易出现尿酸盐结晶的析出。但是，如果这些人体液中的尿酸浓度继续升高，比如大量进食海鲜后，或进行剧烈运动时，会从肌肉里大量排出尿酸成分，从而导致血中尿酸浓度超过饱和点，形成尿酸盐结晶，发生痛风。
>
> 因此，如果检查发现自己尿酸值偏高时，即使没有自觉症状，也应改变生活方式，尽可能降低尿酸水平。特别是超过30岁的男性，应定期测定尿酸值。

三餐饮食调理规划管理

高尿酸血症患者只要注意饮食或找出原因矫正，血尿酸值可能会恢复正常，通常不需要药物治疗。

限制热量摄入

根据体重和病情确定每日的热量摄入，一般来说，每日摄入热量应控制在1500~1800千卡。

适当摄入蛋白质

蛋白质可根据体重按比例摄取，1千克体重应摄取0.8~1克的蛋白质，全天40~65克，以植物蛋白为主。动物蛋白可选用牛奶、奶酪、脱脂奶粉、鸡蛋；每日1杯牛奶加1个鸡蛋，或75克左右猪瘦肉，即可满足机体对蛋白质的需要，不可过多。

多吃蔬果

维生素C、矿物质主要来源于蔬菜、水果等食物。这些食物能提高尿酸盐溶解度，有利于尿酸排出。

三餐食物选择

食物类别	可食用
主食类	每天摄入谷薯类食物250~400克，其中薯类（土豆、红薯等）50~100克
肉蛋类	鸡蛋每天1个；猪瘦肉、鸡肉、牛肉、兔肉等可每周食用3~5次、每次40~75克
奶类	300毫升脱脂奶
蔬菜类	250克富含胡萝卜素的绿色或黄色蔬菜；250克其他种类的蔬菜
水果类	200克富含维生素C的水果，如橙子、橘子等；150克其他种类的水果

注：高尿酸血症患者缓解期宜选用低、中嘌呤类食物，限制高嘌呤类食物

无症状高尿酸血症运动计划

对于无症状的高尿酸血症患者，可以进行适度运动，注意控制运动强度，选择适合自己的运动项目。切忌不可运动过度，否则容易诱发或加重痛风。

在选择运动时，需要选择"运动量较低的有氧运动"，如快走、慢跑、游泳、低速骑行、舒缓的杠铃运动等基础运动，运动的同时还应注意保护膝关节。

一周运动安排

举例：一位男性痛风患者每天需要 1600 千卡的热量，其一天运动量应消耗 160 ~ 320 千卡（总热量摄入的 10% ~ 20%）。

工作日	周一	游泳 30 分钟，包括整理和放松运动
	周二	利用上下班走路 30 分钟（累计），提前 1 站下车
	周三	游泳 40 分钟，包括整理和放松运动。哑铃锻炼 15 分钟
	周四	利用上下班走路 30 分钟（累计），提前 1 站下车；晚上围着小区走 15 分钟
	周五	游泳 40 分钟，包括整理和放松运动；哑铃锻炼 15 分钟
休息日	周六	上街买菜 20 分钟；遛弯 30 分钟（连续完成）；拖地 15 分钟
	周日	休息

运动注意事项

（1）运动时要注意"保暖"，保护自己的关节，避免由于运动而受伤。根据天气变化增减衣物，避免加重病情。

（2）高尿酸人群切忌剧烈运动，剧烈运动会导致身体产生大量的尿酸。

（3）运动要循序渐进，保持低中强度即可（运动后心率小于 110 次／分）。

（4）提倡多做基础运动，快走和游泳等有氧运动对于关节的损伤很小，更适合高尿酸人群；具体而言，每日快走 30 分钟，每星期游泳 3 ~ 5 次，运动量即可满足要求。

（5）运动之后千万别忘了给身体补充水分，多饮用白开水，以促进尿液的排出，减少体内的尿酸。

第二期：急性痛风关节炎，光止痛就行吗

痛风急性发作是指血尿酸增高，关节或周围软组织出现红、肿、热、痛等急性表现的临床阶段。这些症状的出现标志着患者由高尿酸血症阶段进入痛风阶段，这是痛风患者最难忘、最难熬的阶段。此时药物治疗是关键。

发作期服非甾体抗炎镇痛药物

依托考昔片是一种非甾体抗炎镇痛药，对痛风急性发作有很好的缓解作用，还可用于治疗骨关节炎急性期和慢性期。仅就药效而言，它的止痛药效要强于秋水仙碱，通常两三天就出现明显缓解疼痛的效果，且不易出现服用秋水仙碱后的腹泻情况。其次消炎痛、双氯酚酸、布洛芬等均可使用。

注意事项

本品为对症治疗药物，不宜长期或大量使用，用于治疗急性痛风发作一般不得超过8天，用药后若症状不缓解，请遵医嘱调整治疗方案。

对本品过敏者忌服。消化道溃疡患者、肝肾功能不全患者及需要长期服用抗凝药、激素、解热镇痛抗炎药的患者请在医生指导下服用。高血压患者服用本药时需密切监测血压。

服药期间不要饮酒或饮用含有酒精的饮料。

出现不良反应，立即停药就医

如出现胸痛、气短，无力，言语含糊，皮肤或眼睛发黄，皮肤出现紫红色斑点，眼角、嘴鼻等部位出血，胃部剧烈疼痛，呕血或呕吐物为咖啡色、大便黑色，少尿或无尿，不明原因的体重增加或水肿者，应当谨慎使用该药，建议咨询医生后再确定是否继续治疗。

三餐饮食调理规划管理

（1）要选用嘌呤含量很低的食物，肉类和鱼类都不能摄入，以牛奶和鸡蛋作为蛋白质的主要来源。

（2）以碳水化合物补足热量所需，主食以精白米面为主。

（3）限制脂肪的摄入量，烹调要用植物油。

（4）早餐最好选择牛奶＋面包＋素菜；午餐和晚餐以米饭、素面条、素饺子为主食，鸡蛋为主菜。合并高胆固醇血症的痛风患者应少吃蛋黄，每餐吃七成饱。可适当添加低糖（尤其是低果糖）水果和蔬菜来增加饱腹感。

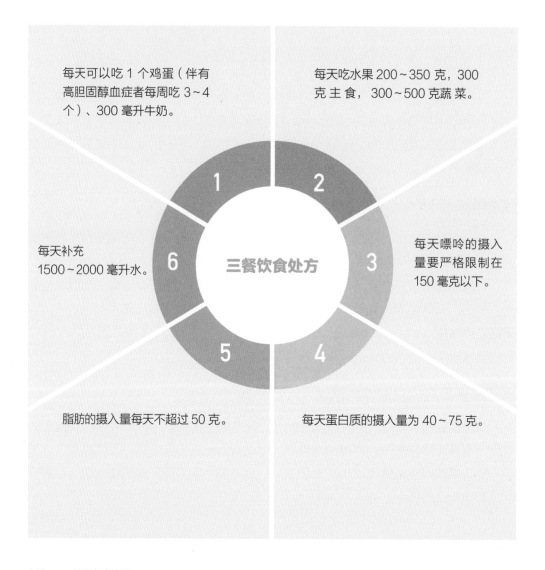

每天可以吃 1 个鸡蛋（伴有高胆固醇血症者每周吃 3~4 个）、300 毫升牛奶。

每天吃水果 200~350 克，300 克主食，300~500 克蔬菜。

每天补充 1500~2000 毫升水。

三餐饮食处方

每天嘌呤的摄入量要严格限制在 150 毫克以下。

脂肪的摄入量每天不超过 50 克。

每天蛋白质的摄入量为 40~75 克。

三餐食物选择

食物种类	宜选食物	忌选食物
蔬菜类	白萝卜、胡萝卜、黄瓜、番茄、白菜、芹菜等	韭菜、油菜、茼蒿等
水果类	苹果、梨、西瓜、草莓等	红枣、葡萄干、火龙果等
谷薯豆类	精米、精面、土豆、山药、苏打饼干等	大豆、豆腐干等
蛋奶类	鸡蛋、牛奶	—
菌藻类	木耳	香菇、金针菇、海带等
肉类	动物血	动物内脏、动物肉、肉汁、肉汤等
水产类	海参、海蜇	青鱼、鲅鱼、小虾等

急性发作缓解疼痛的妙招

大量饮水

急性疼痛期，需要大量喝水。每天饮水量应在 1.5～2 升，有助于尿酸排出。

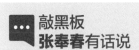

卧床、抬高患处

痛风急性发作时，最好躺着休息，将痛肢抬高，下面垫个枕头，利于静脉血回流，减轻疼痛。

···· 敲黑板
张奉春有话说

痛风急性发作时不能进行按摩

由于痛风急性发作时关节局部红肿充血比较明显，局部炎症性反应也较剧烈，不要自作主张进行按摩、理疗、热敷，或乱用伤湿止痛膏等外用药。

因为按摩、热敷等会加重病变部位充血，加重肿痛或引起尿酸盐溶解转移，促使血中尿酸进一步沉积于病变部位，使局部炎症及疼痛等明显。所以，痛风急性发作时应当去医院接受正规治疗。

第三期：发作间歇期就真的风平浪静了吗

依个人具体情况坚持用药

度过了难熬的急性发作期，患者就进入了相对缓和的无症状痛风缓解期，这一时期是个差异很大的阶段，有些人病情控制很好，一辈子都没有再次经历痛风急性发作，而有些人的血尿酸水平居高不下，痛风发作时不时就会"光顾"一下。对于这两类患者，病情缓解时的应对方式，无论饮食还是用药都有所不同。

痛风发生的根本原因是因为血尿酸水平增高。如不能使血尿酸降低到正常，痛风的"根"就不能除掉。慢性期的治疗目的就是降低尿酸水平，被称为"缓治其本"，缓解期的正规治疗既可以使尿酸降低至正常水平，降低急性复发率，还可以保护已损坏的脏器。

痛风缓解期不是每个人都需要吃药

很多痛风患者最关心的问题，就是他们认为"病好了"（痛风发作症状消失后）还用不用吃药，是不是也需要一辈子靠吃药来预防痛风发作？

对于这个问题，首先可以明确地说，痛风急性发作期所用的两类药物非甾体抗炎镇痛药和秋水仙碱，在痛风缓解期是不会再应用的。这两类药属于救急药，只在急性期"大显身手"，缓解期它们就该"隐退"了。

那需不需要服用其他药物呢？这就要因人而异，具体情况具体分析。

（1）对于每年仅有一两次痛风发作，缓解期血尿酸水平和肾功能都正常的患者，是不需要吃药的。这些患者只需要控制好饮食，并随时关注自己的身体状态，一旦有关节痛的苗头，马上服用非甾体抗炎镇痛药进行控制。

（2）对于每年痛风发作超过2次的患者，血尿酸水平持续偏高，或者存在肾功能损害，那就需要遵医嘱服用药物来降低尿酸，控制痛风急性发作，避免肾功能损害等并发症。

三餐饮食调理规划管理

（1）在痛风缓解期，慎用嘌呤含量高的食物，合理选用嘌呤含量中等的食物。蛋奶类、蔬果类和主食类基本与正常人饮食相同。

（2）肉类和海鲜要限制摄入量，而且要在种类上精挑细选，要选择嘌呤含量相对低的肉类和海鲜品种。

（3）养成多喝水的习惯，尽可能戒酒。

（4）饮食的目标是将血尿酸值长期控制在正常范围内，并控制热量的摄入，保持正常体重。

（5）可通过一些烹调技巧来减少鱼和肉中的嘌呤含量，比如用蒸、烤、焯的烹调方法，少用油炸，少喝鱼汤、肉汤。烹调以植物油为主，少用动物油。

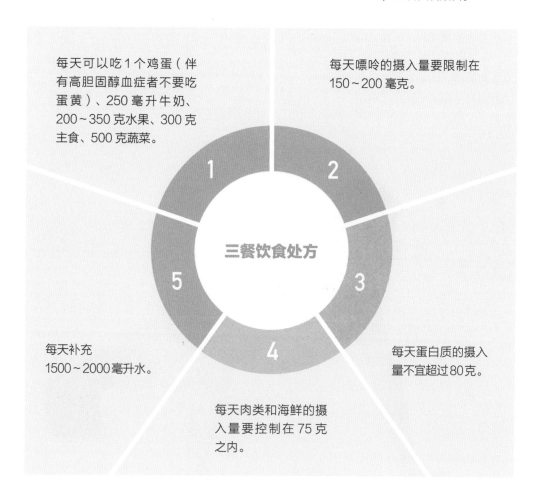

每天可以吃1个鸡蛋（伴有高胆固醇血症者不要吃蛋黄）、250毫升牛奶、200~350克水果、300克主食、500克蔬菜。

每天嘌呤的摄入量要限制在150~200毫克。

三餐饮食处方

每天补充1500~2000毫升水。

每天肉类和海鲜的摄入量要控制在75克之内。

每天蛋白质的摄入量不宜超过80克。

缓解期运动计划

想要把尿酸控制好，必须改变不良的生活方式，培养良好的运动习惯。急性期不适合运动，缓解期可适当运动。运动能促进尿酸代谢，还能减肥消脂、增强体质。

运动强度

有氧运动的安全心率一般是最高心率（为1分钟内心率的最高值，用220减去年龄估算）的60%~70%，这个心率范围也适宜于健身与减肥。一般在运动停止后，即刻测脉率、心率或颈动脉搏动，数数运动后最初10秒钟内的脉搏数，再将之乘以6，即为1分钟的心率。如果是60岁以上或体质较差的中老年人，可按170减去年龄计算最高心率。

运动频率

对于缓解期痛风患者来说，每周进行3~5次运动较合适，基本上以隔日运动为宜，但是间隔天数不宜超过3天。

运动时间

每次30~40分钟，包括准备运动5~10分钟；正式运动15~20分钟，此期间可达到预计的心率；整理运动5~10分钟。

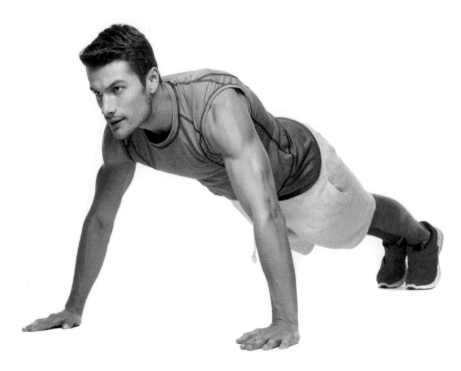

第四期：痛风石手术切除就万事大吉了吗

根据痛风石大小，选择手术或保守治疗

中国高尿酸血症相关疾病诊疗多学科专家共识指出，痛风石患者经积极治疗，血尿酸降至 300 微摩／升以下维持 6 个月以上，痛风石可逐渐溶解、缩小。对于直径 >1.5 厘米的痛风石应争取尽早手术，避免压迫神经或痛风石破溃；直径 <1 厘米的痛风石建议积极保守治疗，手术毕竟属于有创操作，切除痛风石的同时难免损伤局部软组织，而且严重痛风石患者术后关节功能恢复有限，甚至在术后出现伤口愈合不良或感染等术后并发症。

什么情况下痛风石才需要手术

当出现下列情形时，应争取早期手术干预。

（1）巨大痛风石破溃开放，并排出乳糜状物质，为防止继发感染者。

（2）经内科保守治疗、服用抗痛风药物后痛风石未能消失，并影响手指屈伸功能或影响行走。

（3）肌腱内有痛风石，并有明显的疼痛症状及功能障碍者。

（4）有神经压迫，症状明显者。尤其是痛风石沉积引起马尾或脊髓受压，在这种情况下，迅速手术减压是防止永久性神经功能损伤的关键。

（5）当痛风石病灶破坏骨质致局部骨折时。

（6）痛风进展破坏关节致关节僵直、畸形者，应行病灶清除、关节融合术。

•••• 敲黑板
张奉春有话说

痛风石破溃怎么处理

一般溃烂的部位没有细胞组织，只是曝露出稠状痛风石，通常不会感染周围组织，但很难愈合，如果想尽快愈合，必须清除痛风石。清除痛风石必然会触碰到周围组织，这个时候非无菌操作感染概率就非常大了，所以建议不要自行处理痛风石伤口。自己在家处理一是很难做到无菌处理，二是很难清理干净腐蚀性的尿酸结晶，伤口很难愈合，甚至会感染。所以建议及早去医院行外科清创治疗。

需要注意的是，手术切除痛风石虽然能够局部清除痛风结晶、降低体内尿酸总量，但是并不能根治痛风，也不能有效降低痛风石的复发率。因此，在术后仍要定期监测血尿酸水平，配合药物治疗，将尿酸值维持在目标值。

三餐饮食调理规划管理

（1）限制总热量，防治超重或肥胖。每日摄入总热量应比正常人减少 10% ~ 20%，防止超重或肥胖。

（2）多吃蔬菜、低糖水果。除了蔬果以外，可以进食适量苏打水、苏打饼干，以促进尿酸排出体外。

（3）少喝富含果糖的饮料。果糖可促进核酸分解，增加尿酸生成。像蜂蜜虽然嘌呤低，但里面 65% ~ 80% 是葡糖糖和果糖，同样要少吃。

（4）适当补充膳食补充剂。如 B 族维生素和维生素 C 可以促进尿酸盐的溶解，有利于缓解痛风。

（5）多喝水。身体缺水，排尿自然就少，尿酸就容易滞留体内。在睡前最好喝点水，防止夜间尿浓缩（夜间呼吸、皮肤汗液的蒸发使体液有损失）。

三餐食物选择

食物种类	宜选食物	忌选食物
蔬菜类	黄瓜、土豆、茄子、南瓜、洋葱、番茄、白菜、胡萝卜等	茼蒿、油菜、竹笋等
水果类	西瓜、草莓、猕猴桃、葡萄、香蕉等	椰子、红枣、葡萄干等
谷薯豆类	精米、富强粉、糙米、高粱米、红薯等	全麦粉、燕麦
蛋奶类	牛奶、酸奶、鸡蛋	—
菌藻类	海带、银耳、木耳	香菇
肉类	动物瘦肉、动物血	动物内脏、肥肉、鸡皮、香肠、腊肠、肉汤等

缓解痛风石患者痛苦的妙招

　　平时人们按摩四肢和身体，习惯从上往下来回拍打和搓捏。其实，适当的反向按摩也有利健康。坚持从下往上捋捋腿部，能舒筋活血，促进尿酸的排出。

逆向按摩的方法

1　早上起床后，先适当做些保健操，活动一下四肢。
2　坐在凳子上，用双手握住右脚脚腕，然后同时往上揉搓，按摩20下后，再按摩左腿。

逆向按摩的作用

　　每天逆向按摩腿部，可疏通整个腿脚的经络，促进血液循环，起到活血化瘀的作用，有效增强关节韧性，预防痛风性关节炎的发生。

逆向按摩的注意事项

1　按摩前先活动四肢，使机体做好准备。
2　手掌向下的压力要均匀适中，在擦动时以不使皮肤褶皱为宜。
3　有骨髓炎、严重心脏病、肝病、肾病及肺病的人都不适合逆向按摩。

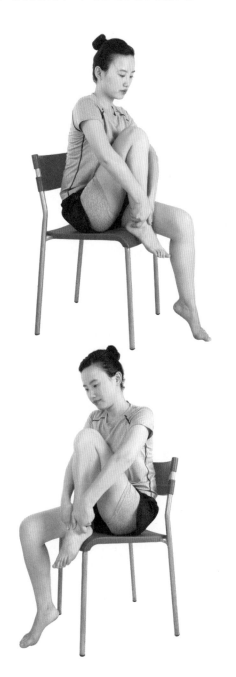

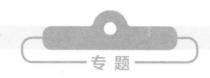

服用特殊药物要定期做尿酸检查

长期服有些药物也会导致体内尿酸的增多，需要进行定期的尿酸检查，这对预防高尿酸血症以及痛风有积极的作用。这类药物会减少血尿酸的排泄，如果使用，必须慎重，建议同时使用促血尿酸排泄的药物。

部分降压药

如呋塞米、氢氯噻嗪等降压药，这类药物通过降低肾脏排泄尿酸的能力，引起尿酸的升高，从而诱发痛风。临床研究发现，几乎所有的利尿剂都可能引起尿酸升高。

再如美托洛尔、硝苯地平、氨氯地平等降压药，长期服用可使肾血流减少，从而减少尿酸排泄，引起体内尿酸升高。需要提醒的是，氯沙坦可以使尿酸降低。

降糖药

格列本脲、格列美脲、格列齐特等磺脲类降糖药，以及双胍类、胰岛素等。磺脲类降糖药可影响肾功能，减少尿酸的排泄量。双胍类降糖药可使人体内的乳酸堆积，使乳酸与尿酸竞争排泄路径。胰岛素可使肾脏对尿酸的重吸收增加。所以，长期使用降糖药的糖尿病患者要定期检测尿酸。

部分抗生素

如喹诺酮类（如氧氟沙星、加替沙星等）、青霉素等抗生素。

这类药物大多由肾脏排泄，它们的排出增多会减少尿酸的排出，从而使体内尿酸水平逐渐升高。

在使用上述药物期间应多饮水，每日的排尿量要在 2000 毫升以上。必要时可口服碳酸氢钠（每日服 3~6 克，分 3~4 次服用）以碱化尿液（喹诺酮类药物除外）。

PART 5

警惕痛风"合伙人"，
科学管理更有效

痛风合并糖尿病

揭开痛风合并糖尿病的面纱

痛风和糖尿病同属于代谢综合征，二者经常相伴而生，互相影响。它们的发生都与体内糖、脂代谢的紊乱有关，也都是导致心脑血管疾病的元凶。

痛风患者患上糖尿病的概率是普通人的 2~3 倍。患者在饮食方面要同时兼顾痛风和糖尿病的要求，坚持控制总热量、平衡膳食、低嘌呤饮食、低 GI 饮食等。

自我管理方案

生活
管理

注意个人卫生

个人卫生情况会影响糖尿病的病情。糖尿病患者如果不注重个人卫生，极易导致糖尿病合并感染，例如皮肤感染、尿路感染等，严重时甚至危及生命。定时洗澡、更换衣服、搞好个人清洁卫生，能有效减少感染的可能性，降低糖尿病合并感染的风险。

做好足部护理

脚部是痛风的好发部位，应予以特别呵护。同时，足部护理也是预防糖尿病足的关键，每天换袜子，并检查自己的脚是否有擦伤、红斑、破损等异常情况。每天用温水泡脚，可以促进血液循环。修剪脚指甲时要认真仔细，行动不便、视力不佳、感觉减退或缺失的患者可请家人代为修剪。

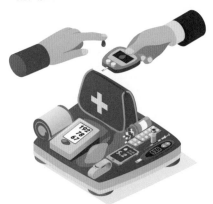

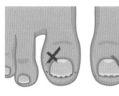

控制总热量

糖尿病饮食的首要原则是控制总热量，这与痛风饮食的原则毫不冲突。所以，高尿酸血症或痛风合并糖尿病时，一定要控制每天总热量的摄入，以达到并保持理想的体重。

积极控糖

严格控制血糖是合并糖尿病治疗的首要目标。饮食疗法是一切治疗的基础，不论患病类型、病情轻重、是否用药等，合并糖尿病的患者都需要终身进行饮食治疗。如少食多餐，少吃油炸食品、甜食、含糖饮料、含盐量高或高脂的食物，多吃蔬菜、全谷物、低脂奶制品等。

保证蛋白质的摄入

糖尿病患者体内代谢紊乱，往往会伴随蛋白质分解过速、丢失过多，因此宜补充优质蛋白质。但是蛋白质含量丰富的食物中，大多嘌呤含量也高，所以，痛风患者应注意尽量选用嘌呤含量低或中等的高蛋白食物，如牛奶、鸡蛋等。

正确的进食顺序

痛风合并糖尿病患者进餐时应先吃蔬菜，再吃肉或鱼等主菜，最后吃些主食。一餐的食物种类尽量丰富一些，有助于减缓餐后血糖上升。

限制脂肪的摄入

限制脂肪的摄入有两方面的理由：一方面，富含脂肪的食物往往嘌呤含量较高；另一方面，富含脂肪的食物更容易让人摄入过多的饱和脂肪酸和胆固醇，这会增加心血管负担，引发心脑血管疾病。一般正常成年人每日脂肪摄入量为 50 克左右，同时应少食用动物油，最好选用植物油，以减少嘌呤和胆固酸含量。

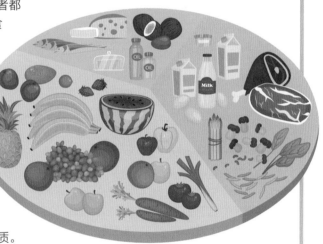

戒烟酒

吸烟可以造成组织缺血、缺氧，诱发糖尿病及痛风的发作，或加重其病情及并发症的发生、发展。大量喝酒者血液中会产生有机酸，有机酸会阻碍尿酸排泄，使血尿酸迅速升高。因此，痛风合并糖尿病患者应戒烟戒酒。

以一位男性糖尿病患者为例，该患者每天需要 2100 千卡的热量，其一天运动量应消耗 210~420 千卡（总热量摄入的 10%~20%）。

工作日运动计划	**起床：**吃早餐前进行舒缓的降糖体操 5 分钟，消耗 25 千卡
	上班：用 10 分钟从家里走到车站，消耗 25 千卡
	下午：午餐后做降糖体操 5 分钟，消耗 25 千卡
	下班：用 10 分钟从车站慢跑回家，消耗 100 千卡
	晚上：晚餐后散步 30 分钟，消耗 80 千卡
休息日运动计划	**上午：**吃早餐前进行 5 分钟的降糖体操消耗 25 千卡；买菜，以普通的步行速度用 25 分钟走回家，消耗 50 千卡
	下午：午后骑自行车 30 分钟，消耗 210 千卡
	傍晚：去公园遛弯 20 分钟，消耗 40 千卡

运动前后监测血糖

运动前进行血糖监测，可评估发生低血糖的风险。运动后 2 小时监测血糖，可观察运动降糖的效果。

运动多的那天睡觉前最好测血糖，因为有可能会出现延迟的血糖改变。

如果血糖 <5.6 毫摩／升，在运动前至少应该吃一份碳水化合物（15 克碳水化合物，如一袋牛奶）；如果血糖 >13.9 毫摩／升，应禁止运动，或用降糖药物，待血糖值正常后再运动。

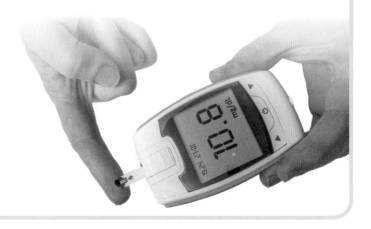

低糖降尿酸特效食谱

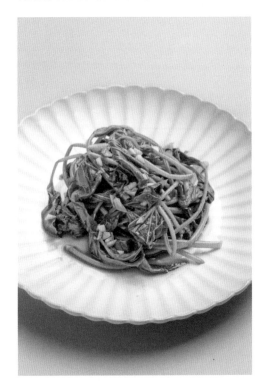

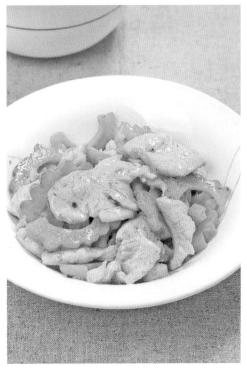

凉拌红薯叶

材料／红薯叶 300 克。

调料／生抽、蒜末各 5 克，醋 4 克，盐
3 克，香油 2 克。

做法

1 红薯叶择洗干净。

2 锅中烧开水，将洗净的红薯叶放开水
中焯熟，捞出沥干水，装入盘内。

3 加盐、生抽、香油、蒜末、醋拌匀即可。

苦瓜鸡片

材料／苦瓜 200 克，去皮鸡肉 100 克。

调料／盐 3 克，料酒、淀粉各适量。

做法

1 将苦瓜洗净，纵切成两半，挖去瓤，
切成薄片，放在沸水中焯一下，捞出
过凉（可以去掉更多苦味），沥干
水分；将鸡肉洗净，切成薄片，焯水，
沥干；把盐、料酒、淀粉调成芡汁备用。

2 锅内放入适量油，待油热后，先下苦
瓜片急炒至快熟后搁锅边，随后下鸡
片急炒至熟，与苦瓜片合炒，倒入芡
汁，翻炒几下即可。

痛风合并高血压

揭开痛风合并高血压的面纱

因为痛风主要是由于嘌呤代谢紊乱，机体内血尿酸水平升高而导致的。而尿酸水平升高会影响机体血糖、血脂等的代谢，影响肾功能，从而引起高血压。

值得注意的是，治疗高血压常用的利尿剂会抑制尿酸排泄，而使尿酸值升高。

自我管理方案

生活
管理

戒烟酒

吸烟可以造成组织缺血、缺氧，诱发痛风及高血压的发作或加重病情。大量喝酒者血液中会产生有机酸，有机酸会阻碍尿酸排泄，使血尿酸迅速升高。因此痛风合并高血压患者应戒烟戒酒。

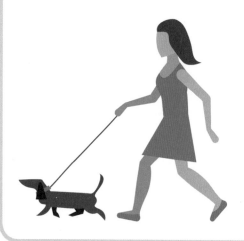

稍微花点心思解除压力

面对生活压力，尽量积极应对（如寻求支持，解决问题），避免消极应对（如回避），调整心态和生活习惯。可寻求社会支持（精神上和物质上的帮助和支援），如来自家人、朋友、工作团队和社会机构的支持。医生和医院也是社会支持的一部分，出现健康问题尽早就医，制订合理有效的治疗方案。也可找一个适合自己的解压方式：

（1）爱抚动物，栽种植物。

（2）去公园散步。

（3）和熟人聊天。

（4）做伸展操。

（5）听音乐。

（6）用精油放松。

盐的摄入别超标

食盐摄入过多，就会增加血容量和血液黏度，使血管收缩、血压升高，因此，痛风合并高血压患者每日食盐摄入量应为2~5克。

限制脂肪及胆固醇的摄入量

每天烹调用油不超过25克，有条件的可以选用橄榄油、山茶油等，这些油脂含有较多单不饱和脂肪酸，对心脑血管可以起到保护作用。禁吃动物内脏、虾子、蟹黄、肥肉、鱿鱼、墨鱼、牛油、奶油等高脂肪、高胆固醇的食物。

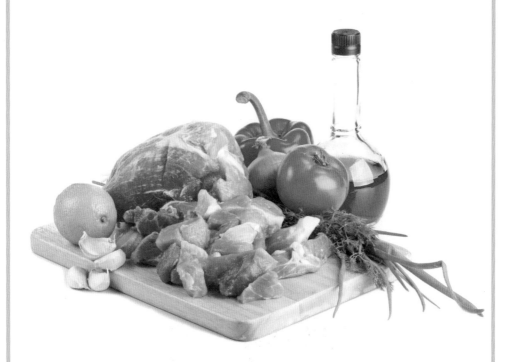

补充含钾、钙丰富的食物

钾可抑制钠从肾小管的吸收，促进钠从尿液中排泄，对痛风合并高血压人群具有明显的降压作用。甜椒、西葫芦、冬瓜、香蕉等均富含钾。

补钙不仅有利于骨骼的生长和发育，还对降血压有一定的帮助。这是因为钙有助于体内钠的排出，并且高钙还可以让血液中的降钙素分泌增加，从而让血管扩张，有一定的降低作用。富含钙的食物有牛奶及奶制品、大豆及其制品、海带、绿叶蔬菜等。

高血压患者在制订运动计划时，要遵循以下三个原则。

以有氧代谢为主

尽量避免在运动中做推、拉、举重等力量性练习或憋气等练习。而全身性、有节奏、易放松的运动项目，如太极拳、降压操、散步、慢跑、游泳等，都是不错的选择。

运动的频度要合理

高血压患者要根据个人对运动的反应和适应程度，采用个体化的计划。每周3次或隔日1次，或每周5次等不同的间隔周期都可以。每周运动少于2次，很难取得运动效果，如果坚持每天都运动，运动量尽量小些。

病情严重者不宜随意运动

运动只适合于临界高血压、轻度和中度原发性高血压以及部分病情稳定的重度高血压患者。如果高血压患者血压波动大，或伴有严重并发症、抗高血压药不良反应未能控制，或者运动中血压过度增高，有这些情况都不可采用运动疗法。

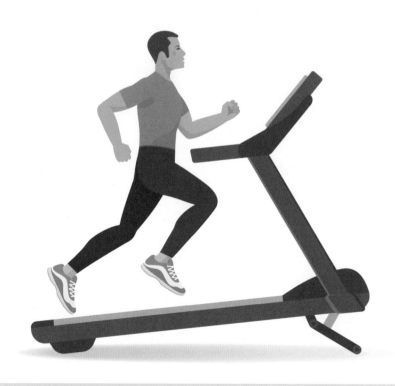

低钠降尿酸特效食谱

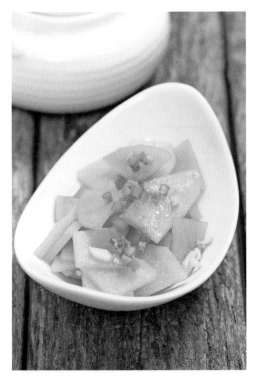

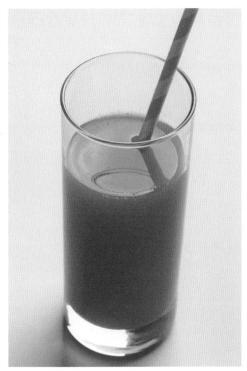

凉拌土豆片

材料／土豆 250 克。

调料／酱油、香油、醋、蒜末、盐、葱花各适量。

做法

1 土豆去皮，洗净，切成薄片，煮熟。

2 捞出煮好的土豆片，立即放入冰水中浸泡、冷却。

3 捞出土豆片，沥干，用调料拌匀，装盘即可。

芹菜番茄汁

材料／番茄 100 克，芹菜 50 克。

调料／柠檬汁适量。

做法

1 将番茄洗净，切小块；芹菜洗净，切小段。

2 将番茄、芹菜放入榨汁机中，倒入饮用水，开始榨汁，榨好后加入柠檬汁即可。

痛风合并血脂异常

揭开痛风合并血脂异常的面纱

患了痛风以后，对身体有保护作用的高密度脂蛋白胆固醇会减少，容易引起动脉硬化。

自我管理方案

生活管理

定期测血脂

血脂异常对肾脏、心脑血管会产生不容忽视的影响，因此需定期检测血脂。由于影响血脂化验结果的因素比较多，因此标准的血脂浓度应该取 2 次血脂浓度的平均值，两次检查时间应间隔 1 周。40 岁以上的男性、更年期后的女性，应该每年至少测 1 次血脂。一旦发现胆固醇、甘油三酯偏高，应及时就医并调整生活方式，均衡饮食，规律运动。

戒烟

吸烟可升高血浆胆固醇和甘油三酯的水平，降低高密度脂蛋白胆固醇（好胆固醇）水平。停止吸烟 1 年，血浆高密度脂蛋白胆固醇可上升至不吸烟者的水平，冠心病的危险程度可降低 50%，甚至接近于不吸烟者。

每天胆固醇摄入量控制在 200 毫克以下

痛风合并血脂异常患者每天胆固醇的摄入量应控制在 200 毫克以下，慎食含胆固醇高的食物，如动物内脏、蛋黄、鱼子、蟹黄、鱿鱼等食物。食用油以植物油为主，每日不超过 25 克。少食或不食富含饱和脂肪酸的动物脂肪，尽量不吃油炸食品、甜食，同时增加多不饱和脂肪酸的摄入，有助于降低血中胆固醇的含量。

限制甜食的摄入量

不要过多吃糖和甜食，这类食品中一般含有较多的蔗糖、果糖，可转变为甘油三酯，加重患者的病情。

每天摄入 25~35 克膳食纤维

膳食纤维能减少胆固醇的吸收，增加粪便体积和肠蠕动，促进胆固醇排出，起到降血脂的作用。但大量食用膳食纤维可引起大便量及次数的增多、排气、腹胀等不良反应，因此痛风合并血脂异常患者适当增加膳食纤维的摄入量即可，每天 25~35 克最为理想。吃富含膳食纤维的食物时，应适当多喝水，以达到促便、降脂、降尿酸的作用。

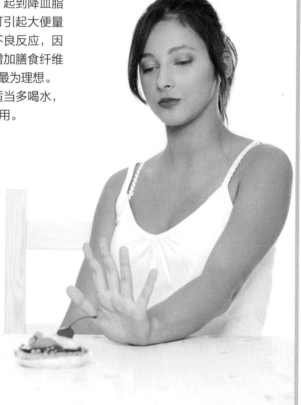

为了达到安全有效的运动降脂目的，血脂异常患者在运动时应铭记以下五大运动原则：

掌握运动量

运动量不适宜，则可能达不到预期的效果，或容易发生意外情况。通常以运动后的心率水平来衡量运动量的大小。适宜的运动强度一般是运动后的心率控制在个人最大心率的 60%~70%。40 岁左右的血脂异常患者运动后的心率应控制在 140 次 / 分，50 岁左右的高血脂患者运动后的心率应控制在 130 次 / 分，60 岁以上的高血脂患者运动后的心率控制在 120 次 / 分以内为宜。

选择最佳的运动方式

有氧运动是最适合血脂异常患者的运动方式，如快走、慢跑、游泳、跳绳、健身操、太极拳、骑自行车等。有氧运动能降低低密度脂蛋白胆固醇含量，升高高密度脂蛋白胆固醇含量，有利于预防动脉粥样硬化的发生和发展。

把握运动持续时间

每次运动的时间应控制在 30~40 分钟。并且在运动开始之前，先进行 5~10 分钟的预备活动，使脉搏缓慢升至适宜范围，再正式运动 20~30 分钟。为避免立即停止运动后出现心脏缺血或自主神经不平衡等症状，运动终止前要有 5~10 分钟的整理活动。

关注运动频率

对于体质较好的中青年，可以安排每周运动 3 次或隔日 1 次，每次持续 40~60 分钟，同时可以选择运动量较大的项目，如游泳、跳绳、中快速跑等。对于体质虚弱的老年患者来说，由于机体代谢水平降低，运动疲劳后可能需要很长时间才能恢复，因此运动频率可视情况增减。运动时，最好选择运动量较小的项目，如健身操、慢跑等，每周 4~5 次，每次持续 20~30 分钟。症状严重的老年血脂异常患者在进行锻炼时，身边最好有家属陪伴，以保证安全。

合理选择运动时间

大多数人都认为清晨和傍晚是运动的最佳时机，但研究表明，日出前和傍晚为空气污染高峰期，最好在上午 9 点左右，下午 4 点左右，以及吃过晚饭的 2 小时以后。中青年血脂异常患者受上班、工作、家务等客观因素的影响，运动可以安排在晚饭后进行。

减脂降尿酸特效食谱

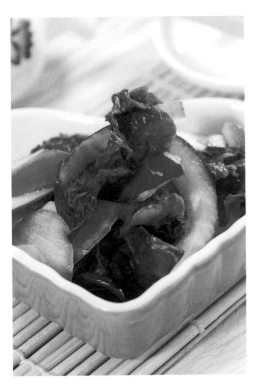

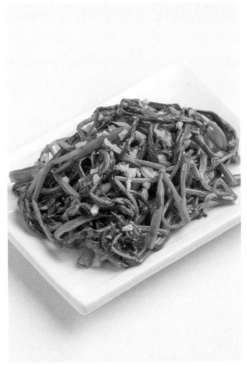

木耳拌洋葱

材料／水发木耳 50 克，洋葱半个。

调料／香油 3 克，盐、醋各适量。

做法

1 水发木耳择洗干净，撕成小朵，用沸水焯烫，捞出，过凉，沥干水分；洋葱洗净，切小片。

2 取小碗，加盐、醋、香油搅拌均匀，制成味汁。

3 取盘，放入洋葱片和焯好的木耳，淋入味汁拌匀即可。

蒜蓉空心菜

材料／空心菜 300 克，蒜蓉 20 克。

调料／盐 3 克。

做法

1 空心菜去除老梗，择洗净，切段。

2 锅置火上，倒油烧至六成热，下蒜蓉爆香，倒入空心菜段，加盐煸炒至熟即可。

痛风合并肥胖

揭开痛风合并肥胖的面纱

痛风患者常合并肥胖，这是由于体内尿酸水平的升高可导致脂蛋白酶活性下降，影响脂质代谢和脂肪细胞分布，使得体形及体重发生改变。有研究发现，痛风患者的平均体重超过标准体重 17.8%，肥胖者减重后，血尿酸水平可以下降。但减重应循序渐进，否则容易导致痛风急性发作。

自我管理方案

生活
管理

常测体重

肥胖人群更容易出现脂肪、嘌呤的代谢紊乱，所以，肥胖的痛风患者首先要监测体重。有实验表明，要想体重不增加，保持每天1次称体重的频率能够提醒人们减肥的效果，会产生良性的心理暗示，提高自信。

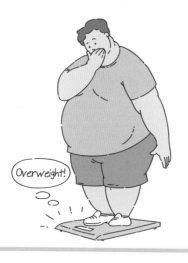

Overweight!

不要情绪化暴饮暴食

1 如果因为压力或者棘手的事情产生负面情绪，可以选择买件心仪很久的衣服、看场喜剧电影或做些一直很想做却还没来得及做的事情，通过这些来转移对负面情绪的注意力。

2 有选择地吃些小零食，如水果等，满足一下口腹之欲，进而缓解不良情绪。但切忌过量，每天控制在 20～40 克为宜，如果超出基础热量，要辅以运动来消耗。

摄入的热量应小于消耗的热量

从膳食中摄入的热量必须小于机体消耗的热量。以每周减 0.5~1 千克体重为宜，直至体重降至正常或接近正常。

脂肪摄入量限制在每日 50 克左右

限制脂肪的摄入量主要是限制食用油、肥肉等含脂肪量高的食物。在三大营养物质中，单位脂肪供给的热量最多，也最容易使人发胖。在减肥膳食中，每日进食脂肪量应限制在 50 克左右。

保证每日每千克标准体重 1 克蛋白质

蛋类、肉类都含有丰富的蛋白质，蛋白质不仅是构造机体组织的基础，还可以供给热量，调节人体的各项生理功能。如果一位女性的标准体重为 55~65 千克，她每天需进食 55~65 克蛋白质。

盐的摄入量控制在每日 5 克以下

食盐具有亲水性，如果摄入的食盐过多，不仅会导致体内水钠潴留，还会增加人体的血容量和体重。因此，应限制每日的食盐摄入量，肥胖患者应控制在 5 克以下。为避免钠的摄入量超标，可以用限盐匙来掌握其用量。常见的有 1 克限盐匙、2 克限盐匙、5 克限盐匙。

同时，还要警惕"藏起来"的盐，如奶酪、甜面酱、番茄酱、苏打饼干、挂面、蜜饯、蛋糕以及味精、酱油、甜面酱，其实都是"藏盐大户"。

切忌盲目节食

盲目节食或限制饮食，会造成严重的营养不良，从而使病情加重或损害身体健康。且体重减轻过快还容易引起酮症或痛风急性发作。建议选择富含膳食纤维且饱腹感强的食物代替谷类主食，如紫薯、红薯、南瓜等。

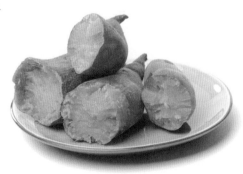

对于肥胖患者来说，因为体重过大，对膝盖的压力就会很大，贸然运动就会造成膝盖的永久损伤。

计划减重前做全面的体检

在安排减重计划前，应该进行一次较为全面的体检，必备项目应该包含（但不限于）：血糖、血压、心电图、心脏彩超、心脏负荷运动试验、肝功能、肾功能、腹部彩超、膝关节功能评估。

运动前要重视全身的拉伸

在运动前对全身做充分的拉伸，拉伸可以热身，降低贸然运动给身体带来的伤害。一些肥胖患者没有运动的习惯，进行拉伸可以使全身的肌肉活动起来，为后续的正式运动做准备。

选以有氧为主的运动

以有氧运动为主且运动方式多样，避免"过劳性损伤"（指某部位的肌肉长期使用导致的损伤）。在减重期，最有用的就是有氧运动，尤其推荐快走、游泳。可以从中速走路开始，循序渐进到慢跑。在水中进行快走、慢跑，对肥胖人群来说也是一种较好的运动方式。

设定目标，创造尽量多的活动机会

减重不能一蹴而就，最好根据自己的情况，设定一个目标，并且尽可能完成这个目标，比如每周减重1千克等。

把增加活动的意识融入生活中的点点滴滴。例如，在城市，鼓励在1千米范围内用步行替代坐车；短途出行骑自行车；提前一站下车步行到目的地；步行上下5层以内的楼梯以替代乘电梯等。

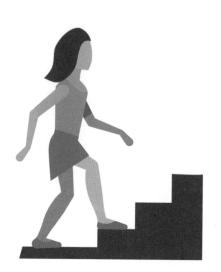

有效燃脂瘦身操

有规律的身体活动和锻炼是长期成功减重的重要因素之一。但需要注意的是，肥胖人群在运动中可能会出现一些特殊问题。比如，有研究显示，体重和步态力学之间的关系是：无论其肌肉力量水平如何，体重较大的受试者表现出较差的平衡能力、较慢的步速和较短的步幅。因此，一些简单的瘦身操训练主要集中在热量消耗、平衡和本体感受训练上。

原地踏步操

自然站立，双脚分开与肩同宽，双臂自然下垂，头部平直，放松。原地踏步，双臂放松，前后自然摆动。做30～60秒。

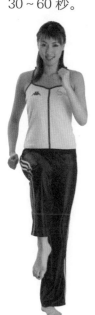

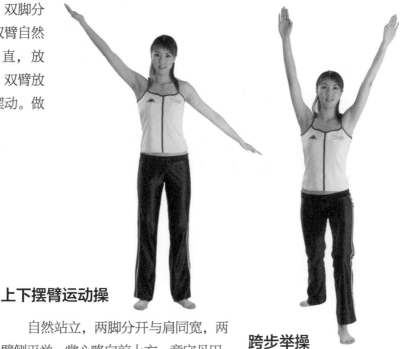

上下摆臂运动操

自然站立，两脚分开与肩同宽，两臂侧平举，掌心略向前上方，意守丹田。

- 先呼气，一臂随体侧屈而慢慢下降，另一臂慢慢相应抬高，两臂始终保持成一字形，身体尽量保持正直位置。
- 恢复到准备动作，同时自然吸气，反复进行，一呼一吸为一拍，共可做4个八拍。

跨步举操

自然站立，双手叉腰，头部平直，放松。

- 左脚向前跨出一步，同时两臂伸直上举。
- 恢复到准备动作。换右脚做上述动作，如此重复5～6次。

减肥降尿酸特效食谱

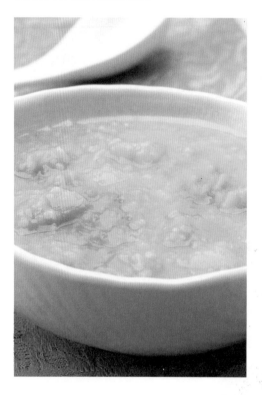

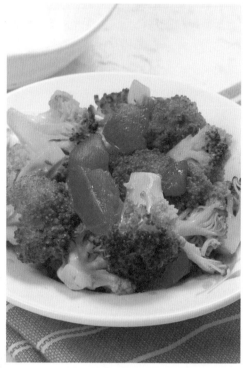

红薯玉米糁粥

材料／红薯 200 克，玉米糁 100 克。
做法

1　将红薯洗净后，去皮，切成丁状；玉米糁洗净，浸泡 4 小时。

2　将玉米糁、红薯丁倒入煮锅中，加入适量清水，用大火加热煮沸，煮沸后转小火煮至粥软烂黏稠即可。

番茄炒西蓝花

材料／西蓝花 150 克，番茄 50 克。
调料／盐 3 克。
做法

1　西蓝花去柄，掰小朵，洗净，放入沸水中烫一下，立即捞出，过凉，捞出沥干；番茄洗净，切块。

2　炒锅置火上，倒油烧热，放入西蓝花快速翻炒，再放入番茄块，放盐稍炒即可。

痛风合并肾病

揭开痛风合并肾病的面纱

痛风合并肾病多见于中老年患者，男性多于女性。本病除痛风性关节炎、高尿酸血症外，还有不同程度腰痛、水肿、血压升高及镜下血尿，持续性或间歇性蛋白尿等肾病表现。本病如能早期诊断并给予恰当的治疗（控制高尿酸血症、保护肾功能），肾脏病变可减轻或停止发展。

自我管理方案

生活
管理

创建安静舒适的环境

合并肾病患者在急性发作期应适当卧床休息。慢性者应劳逸结合，坚持身心愉快，防止劳神过度。

在进行家庭治疗时，应尽量避免外来的物理性刺激，例如灯火、噪声、闷热、酷寒等。收音机、电视机、说话等音量不要太大，避免患者产生焦虑或不安的情绪。

保证卧室干净、卫生、温暖、通风。卧具选择也很重要，枕头的硬度和高度要舒适，被褥保暖且透气。室内要定期除螨。

调畅情志，减轻心理压力

合并肾病患者之所以心理压力较大，是不了解肾脏疾病的特点，害怕会发展成尿毒症。其实，肾脏疾病有多种，并不是都会发展为肾功能衰竭，只要积极治疗，多数也能达到控制病情、改善肾功能的良好效果。患者应树立战胜疾病的信心，保持乐观豁达，也可和病友多交流，在一定程度上也能减轻不安心理。

调畅情志的方法有很多，可进行一些不太劳累的文娱活动，例如看书、听音乐、玩牌及电游，但切忌过分沉溺。重要的是使自己保持心态平和，对待事情能够权衡利弊，做出正确的选择。

防止嘌呤摄入过多

摄入过多的嘌呤，会增加血液中的尿酸含量，从而为肾结石以及尿道结石埋下隐患，因此，在日常饮食中要避免嘌呤摄入过多。

在进食肉类、水产类时，应将其切块，用热水先焯一下再烹调，内脏、鱼子等不要吃，鱼汤或肉汤也不喝，这对控制嘌呤的摄入很有意义。

另外，吃肉类食物时，搭配一些蔬菜等能够促进尿酸排出的食物，有助于降低血尿酸水平。

及时补充水分

对于痛风所引起的肾病而言，主要是因痛风结石沉积在肾脏所致，多喝水有助于减少结石。因此，痛风合并肾病患者需要及时补水，尤其是夏季和运动以后。随身携带方便易拿的瓶装水，对经常外出的肾病患者而言，看似很普通，其实这有很好的补水和预防缺水的作用。

但要注意，出现肾衰竭并且排尿减少时，水分不能及时排出体外，从而诱发全身水肿和体重增加，甚至会并发心脏衰竭以及高血压等。这类人群要控制水分的摄入，每天喝水量不能超过 500 毫升。

低蛋白饮食，保证营养摄入

针对多数出现蛋白尿的患者，坚持优质低蛋白饮食是必须要遵守的原则。处于不同阶段且漏蛋白程度不同的患者对蛋白质的摄入量要求也不同。蛋白质的摄入量应控制在每天每千克体重 0.5~1.0 克，其中优质蛋白质应占 60%。注意，对大量蛋白尿患者（蛋白尿定量超过 3.5 克），每天每千克体重 0.6~0.8 克蛋白质。

肾病患者本身免疫力低下，如果短时间内大量蛋白质漏出，很容易造成营养不良。平时可以通过摄入鸡蛋、牛奶等补充优质蛋白质。

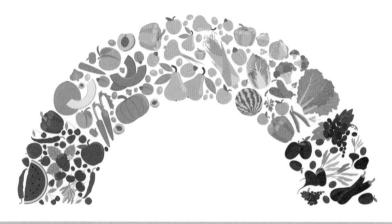

痛风合并肾病患者随着肾功能下降，将会出现不同程度的心肺功能的下降、肌肉萎缩、生理和心理功能障碍，严重影响患者的生活质量。运动康复能增加患者的心肺耐力、改善肌力和肌肉容积、降低心血管疾病风险、延缓肾衰进展。

合并肾病的患者伴随肾功能下降，运动前应该去医院做体力活动和最大摄氧量评估，保证运动过程中的安全性。

常用的简易运动能力测试方法，有利于给患者量体裁衣地制订运动方案（处方）：

（1）6分钟步行实验：受试者在平直硬地面（已标记距离）6分钟内能够行走的最大距离。允许按照自己的节奏，如果需要，也可以休息。可评估有氧运动能力或体能状况，用来和最大摄氧量测试结合。

（2）坐立试验：受试者从坐位完全站起，再完全坐下，重复30秒，记录30秒内完成的次数，用于评估下肢肌力和耐力。

（3）起立行走试验：受试者坐在专用椅子上，按要求站起并向前行走3米，然后转身走回去再坐下，自一开始从椅子上站起开始计时，回到椅子坐下后结束计时。测量3次取平均值。用来评估移动/运动能力。

患者的运动处方以运动频率、强度、时间、类型（即FITT）为原则进行制订，见表1。如果患者简易运动能力测定结果提示运动能力明显下降，可根据患者目前的日常活动量水平制定基础活动量目标，见表2。

表1 合并肾病患者运动康复处方

处方内容	有氧运动	抗阻训练	柔性/灵活性训练
频率	起始每周2次，以后加至每周3~5次	起始每周非连续的2天，可加至每周3次	每周5次
强度	起始RPE1~3分，逐增至RPE3~6分	涉及8~12个（大肌群），10~15次60%~70%RM（负荷量）	柔韧性训练时保持肌肉轻微紧张的姿势10~30秒，建议将时间逐渐延长至30~60秒
类型	体操、步行、骑车、游冰及其他	沙袋、弹力带或拮抗自身重力	太极拳、瑜伽、八段锦等

续表

处方内容	有氧运动	抗阻训练	柔性 / 灵活性训练
时间	20~60分钟	每组抗阻训练动作10~15个，起始2组，以后增至3~5组，每组动作间休息2~3分钟	10~20分钟

注：RPE：运动强度与运动自觉量表；RM：指的是某个负荷量能连续做的最高重复次数

抗阻训练：常见的抗阻运动项目包括拉伸拉力器或者弹力绷带、抬举哑铃、仰卧起坐、俯卧撑等。

灵活性训练：通过柔和的肌肉拉伸和慢动作练习来增加患者肌肉的柔韧性及关节活动范围，帮助防止肌肉在其他运动中拉伤或撕裂。一般多与有氧运动训练相结合，在运动训练的准备和结束阶段进行，包括太极拳、广场舞、八段锦等。

表 2 根据慢性肾病患者基础活动量推荐的运动处方建议

基础活动量	频率	强度	时间	类型
基本不活动的患者	3~5次/周	RPE3~6（0~10总分范围）	20~30分/天	步行3000~3500步
偶尔活动一次的患者	3~5次/周	RPE3-6（0-10总分范围）	30~60分/天	步行3000~4000步
每天少量活动的患者	3~5次/周	RPE6~8（0~10总分范围）	30~90分/天	步行3000~4000步

注：目标 5400~7900 步，每周总计超过 150 分钟中等强度活动

补肾降尿酸特效食谱

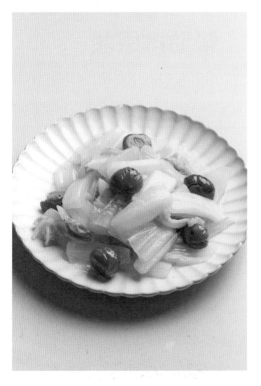

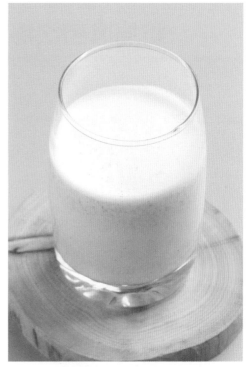

板栗烧白菜

材料／白菜 300 克，板栗 100 克。

调料／盐 3 克，水淀粉适量。

做法

1 白菜洗净，切段；板栗煮熟，剥壳
  取肉。

2 另取锅倒油烧热，下入白菜段煸炒，
  放盐、板栗肉和清水，烧开，焖 5 分
  钟，出锅前用水淀粉勾芡即可。

牛奶核桃露

材料／核桃仁 20 克，牛奶 300 毫升。

做法

1 核桃仁洗净备用。

2 将核桃仁放入豆浆机中，倒入牛奶后
  按"果汁"键打匀即可。

防痛风药饮秘方，帮助排尿酸

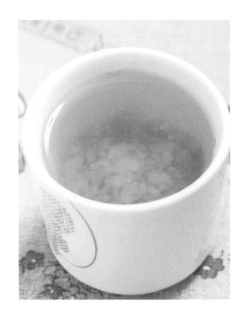

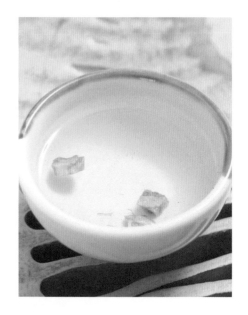

老丝瓜茶

材料╱当年新收的老丝瓜3根。

制作╱老丝瓜洗净、切碎，煮开后
小火熬煮1小时，然后放入
冰箱冷藏即可（可存放3天）。

用法╱每日取1/3放入杯中代茶饮。

秘方解析

丝瓜有清热毒的作用，老了以后药
性更好，能疏通脉络、祛风湿，对
痛风患者很有帮助。

葛根茶

材料╱葛根50克。

制作╱砂锅中加水，放入葛根煎煮
10~15分钟即可。

用法╱代茶饮，每日1次。

秘方解析

葛根有升阳解肌、止泻、除烦、除
消渴的作用，常用于预防痛风复发。

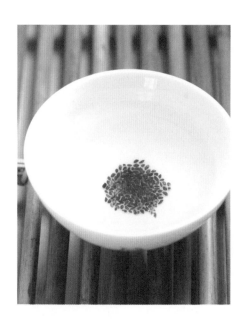

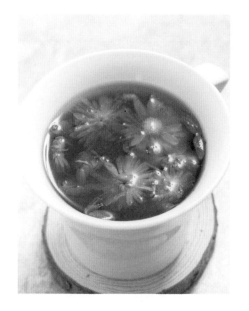

车前子汤

材料╱车前子 30 克。

制作╱砂锅中加水，放入车前子煎
　　　15 分钟左右即可。

用法╱代茶饮，每日 1 次。

秘方解析

车前子有清热利尿、明目祛痰、促
进尿酸排泄的作用，对防治痛风以
及高尿酸血症的患者有较好的作用。

菊花枸杞桑葚饮

材料╱菊花 10 克，枸杞子 15 克，
　　　桑葚 30 克。

制作╱将材料分别洗净，用水煎汁。

用法╱经常饮用即可，每日 1 次。

秘方解析

此饮品有滋养肝肾、清热解毒的作
用，对肝肾阴虚、须发早白有较好
的作用。

常见食物嘌呤含量一览表

谷薯类及其制品嘌呤含量

食物	嘌呤含量 （毫克/100 克）
绿豆	75
黑米	59
红豆	53
黄豆	27
麦片	24
糙米	22
面条	20
大米	18
面粉	17
糯米	17
玉米	9
小米	7
红薯	6
土豆	4

大豆及其制品嘌呤含量

食物	嘌呤含量 （毫克/100 克）
黄豆	116
腐竹	66
豆腐干	66
豆腐	55
素鸡	62
豆浆	27

蔬菜类嘌呤含量

食物	嘌呤含量 （毫克/100 克）
香菇	36
茼蒿	33
油菜	30
四季豆	30
竹笋	29
蘑菇	28
韭菜	25
菜花	25
红薯叶	25
西蓝花	24
苋菜	24
香菜	20
芥蓝	19
空心菜	18
韭黄	17
木耳（水发）	17
生菜	15
茄子	14
菠菜	13
白菜	13
荠菜	12

续表

食物	嘌呤含量 （毫克/100克）
丝瓜	11
苦瓜	11
芹菜	10
圆白菜	10
胡萝卜	9
柿子椒	9
油麦菜	9
白萝卜	8
西葫芦	7
番茄	4
洋葱	4
山药	4
冬瓜	3
南瓜	3
黄瓜	3

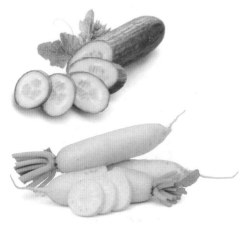

肉蛋奶类嘌呤含量

食物	嘌呤含量 （毫克/100克）
鸭肝	302
鸡肝	294
猪大肠	262
猪肝	229
鸡腿肉	140
鸭肉	138
鸡胸肉	137
猪肾（猪腰）	133
猪肚	132
猪瘦肉	123
鸭肠	121
羊肉	112
兔肉	108
牛肉	84
猪脑	83
猪皮	70
猪血	12
皮蛋	9
酸奶	7
鸡蛋	6
鸭蛋	3
牛奶	1

水果类嘌呤含量

食物	嘌呤含量（毫克/100克）
红枣	28.6
香蕉	19
苹果	12.3
猕猴桃	11.9
橘子	11.5
桃	10.9
鸭梨	10.2
樱桃	9.9
葡萄	9.9
菠萝	9.5
杏	7.8
哈密瓜	7.7
木瓜	7.2
草莓	6
西瓜	5.5
柠檬	4.9

水产品类嘌呤含量

食物	嘌呤含量（毫克/100克）
带鱼	392
三文鱼	250
牡蛎	239
白鲳鱼	238
鲢鱼	202
乌鱼	183
黄花鱼	180
草虾	162
草鱼	140
螃蟹	138
鲤鱼	137
鲫鱼	137
鳝鱼	93
乌贼（鲜）	88
鱼丸	63
海带	62
海蜇	9
海参	4

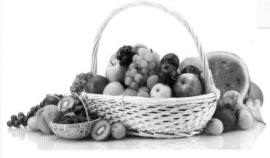

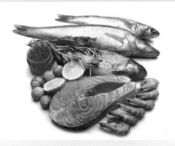